RECETAS DE IMITACIÓN

Ideas de receta de imitación sencillas y deliciosas para principiantes

INDICE

3

Capítulo 1: Beneficios de Cocinar en Casa

Pedir comida puede ser un gran problema—consume mucho tiempo, es costoso (una hora para unos fideos, ¿en serio?), e incluso es difícil para tu estómago. Pero, por supuesto, es más barato, más fácil y más sano para tu cartera hacerlo solo. Sí, estamos hablando de comidas fáciles y económicas que puedes esperar y hacer en tu cocina, de verdad. Por lo tanto, es especialmente útil para ti si eres de los que prueban la comida por su peso, para que seas más consciente de los ingredientes. Parece abrumador preparar la comida para uno mismo, pero sabrás que, después de todo, no es tan difícil. Si decimos: "Tu vida será sin duda más fácil si sabes cómo preparar la comida". Sin embargo, debes construir o arreglar tu cocina antes de llegar al mundo real de la cocina. Necesitas todos los ingredientes de la cocina, alimentos importantes como los huevos, la leche, el pan, el aceite y el limón, etc. Necesitas todas estas herramientas y utensilios de cocina. Por eso, elegimos las mejores (y más necesarias) bodegas para cocinar como un profesional, tanto si es la primera vez que vivimos y cocinamos solos como si necesitamos una reforma de nuestra cocina.

Tanto si eres un padre ocupado como si eres tú mismo, encontrar el tiempo y la energía para preparar la comida casera puede ser un reto desalentador. Comer o pedir comida al final de un día ajetreado puede ser la opción más rápida y fácil. Sin embargo, la comida reconfortante puede afectar significativamente a tu estado de ánimo y a tu salud.

Los alimentos producidos suelen tener un alto contenido de sustancias químicas, hormonas, azúcar, sal, exceso de grasa y calorías que pueden dañar el cerebro y la percepción. Te hace sentir agotado, irritable, hinchado y estresado, agrava los síntomas de la depresión, la ansiedad y otros problemas de salud mental. También puede afectar a tu cintura. Una nueva investigación ha demostrado que la ingesta total de las personas que comen en casa es de 200 calorías al día.

Te asegurarás de que tú y tu familia consuman alimentos frescos y saludables cocinando para ti. Te hará lucir y sentirte mejor, aumentar la resistencia, mantener el peso y el estado de ánimo, y mejorar el sueño y la resistencia al estrés. Ahora eres más consciente de lo que metes en tu cuerpo y de cómo los distintos alimentos afectan a tus pensamientos y sentimientos mientras cocinas.

No tiene por qué ser difícil cocinar en casa. Una porción de comida similar a aquella de la naturaleza ha hecho que sea la base de una dieta equilibrada. Significa sustituir los alimentos orgánicos por el mayor número posible de verduras y fuentes seguras de proteínas y comer mucho. Esto no significa pasar horas en la cocina, mezclar cientos de ingredientes diferentes o seguir intrincadas recetas con servilismo. Los alimentos sencillos son también los más deliciosos, así que no es necesario ser ideal y hacer todas las comidas en casa. Cocinar en casa te reportará beneficios sólo unos pocos días a la semana.

A menudo, cocinar en casa es también una gran oportunidad para pasar el tiempo y ser un chef. Independientemente de tus habilidades y experiencia en la cocina, aprenderás a hacer comidas rápidas y seguras que ayuden a tu salud mental y física.

Plan para Cocinar en Casa

No es un secreto que se tarda más en cocinar en casa que en conducir o pedir la comida. Es importante aprender lo que debes arreglar antes de que llegue la hora de la cena. Empieza por hacer una lista de las cenas (o comidas), habilidades culinarias o apreciaciones culinarias. Si te quedas con la boca abierta o te quedas atascado, seguro que tu boca y tu barriga gemirán con una rápida búsqueda en Pinterest. Dale a tu familia alguna opinión para asegurarte de que sus preferencias siguen en la lista.

Mira tu calendario y decide cómo van a encajar las comidas. Si eres nuevo en esto de la cocina casera, empieza por hacer unas cuantas comidas. Si tienes muchas comidas, escoge las noches en las que tengas algo de tiempo libre para prepararlas. Cuando tengas más práctica, podrás preparar buenas comidas más rápido y con menos esfuerzo.

Para el resto del mes, por favor, haz un menú completo si todavía estás acostumbrado a cocinar en casa. Aunque todavía cocino en casa, me da pereza seguir mi consejo y hacer un menú de vez en cuando. ¡Tener un menú te ahorra mucho trabajo! Un menú listo para usar te devolverá el entusiasmo en la cocina cuando estés en la rutina o te bajes del carro. Tienes un planificador de comidas semanal imprimible incluido en el Libro de Trabajo Frugal Fresh Start. Si no tienes el libro de trabajo, puedes recibir un correo electrónico cuando solicites participar en el concurso.

Prepárate Para Cocinar En Casa

Cuando tengas una idea de lo que quieres preparar y quieras hacerlo, reserva una salida a la tienda para guardar todos los ingredientes. Ve todas tus recetas y anótalas bien, y sólo tendrás que ir a la tienda en una ocasión. Probablemente necesites abastecer tu despensa con productos básicos porque cocinar en casa es algo nuevo para ti. Intenta hacer la compra sólo una vez a la semana para no distraerte. Podrías preparar un menú y una lista de la compra para periodos más largos si eres un experimentado Chef Familiar.

Si tienes una agenda muy apretada (o simplemente te gusta ahorrar tiempo), averigua qué preparativos puedes hacer con antelación. ¿Puedes cortar las verduras por la mañana o por la noche antes de la comida programada? ¿Puedes preparar algunos alimentos en la olla y meterlos en el congelador durante el fin de semana? ¿Cuándo puedes hacer que tu mujer y tus hijos participen en los preparativos? Preparar algo con antelación facilita la preparación de la cena y evita comer fuera al final de un largo día.

Los Beneficios para la Salud

- Preparar alimentos saludables en casa puede ayudar a tu sistema inmunológico y reducir el riesgo de enfermedades cardíacas, cáncer, presión arterial alta y diabetes.

- Puede ayudarte a controlar mejor tus problemas de salud y a mejorar tu sueño nocturno.

- Cocinar alimentos saludables en las mujeres puede ayudar a reducir los síntomas del síndrome premenstrual y la menopausia y a aumentar la fertilidad.
- Cuando se sigue una dieta especial o se busca perder peso, cocinar los alimentos para uno mismo permite tener un mayor control sobre los ingredientes y el tamaño de las porciones para poder mantener el peso de forma más eficiente, o hacer frente a las alergias a los alimentos.
- Es menos probable que contraigas una enfermedad de origen alimentario si practicas la manipulación segura de los alimentos mientras cocinas en casa.
- Cocinar en casa agudizará tu mente, combatirá la disfunción cognitiva y reducirá el riesgo de padecer la enfermedad de Alzheimer.
- Equilibrará la energía de los niños y les ayudará a convertirse en adultos estables y productivos.

Beneficios Sociales y Emocionales

- El ciclo de cocina rápida en casa apoyará y mejorará tu estado de ánimo y tu autoestima.
- También puede ser un perfecto alivio para el estrés, ya que te permitirá liberar tiempo de una apretada agenda culinaria.
- Puede ser creativamente satisfactorio preparar incluso una comida sencilla en casa.
- Adoptar comidas sanas y caseras puede mejorar tu resistencia al estrés, la ansiedad y la depresión y mejorar tu estado de ánimo y tu perspectiva.
- Cocinar y compartir con tu familia es una forma ideal de entrar en contacto con tus seres queridos.
- Puedes ampliar tu círculo social para invitar a tus amigos y reducir el estrés.
- Comer sano puede hacer tu vida aún más feliz. Te sientes más feliz, tanto por dentro como por fuera de tu cuerpo, te sientes más sano.
- Los estudios también han demostrado que es más probable que tomes decisiones saludables cuando preparas regularmente

comidas caseras mientras comes fuera. En otras palabras, puede convertirse en un hábito consumir alimentos nutritivos.

El Placer de Compartir una Comida Casera

La comida une a la gente y cocinar en casa es una forma estupenda de reunir a tu familia en la mesa del comedor. Una comida casera es la favorita de todo el mundo — incluso la de los adolescentes tranquilos y los picnics, y si se vive solo, no se cocina ni se come solo. Compartir la comida con otros es una excelente manera de ampliar tu red social.

- **Convierte las comidas en una experiencia social.** El simple hecho de hablar con un amigo o un amante en la mesa puede desempeñar un papel importante para aliviar el estrés y el estado de ánimo. Reúnete con la familia y ponte al día sobre la vida cotidiana de los demás. Invita a un amigo, colega o vecino a casa si vives solo.
- **Apaga las pantallas.** Tómate un descanso de la televisión, apaga el teléfono y evita otras distracciones para que la persona con la que compartes la comida pueda comunicarse. Puedes ayudar a prevenir la sobrealimentación emocional evitando los teléfonos y compartiendo con los demás.
- **Cocina con otros.** Come con otros. Invita a tu pareja, compañero de trabajo o amigo a compartir la carga de la compra y la cocina—por ejemplo, uno prepara la entrada y otro el postre. Cocinar con otros puede ser una forma agradable de profundizar en sus relaciones y dividir los costes para ambos.

Afrontar los Retos de la Cocina Casera

Pensar en tus problemas en un principio te permitió pensar de forma creativa en cómo superarías tus problemas de cocina casera personalmente. Probablemente sería más eficiente desarrollar tus soluciones en lugar de responder a todas tus preguntas, pero si todavía necesitas algunos consejos, hay un par de maneras de contrarrestar las preocupaciones comunes que he mencionado anteriormente:

Puedes cocinar en tu casa si quieres comida o encargarte de la alimentación. Por ejemplo, los alimentos y los condimentos para cocinar tienen detalles sobre los nutrientes en la etiqueta. Se calcula el volumen y se controla el ingrediente. Además, tendrás confianza para preparar la comida por ti mismo si quieres comer comida vegetariana.

Si pides en un restaurante muy caro, seguro que no podrás hacerlo porque el cocinero te va a preparar una sopa de cocina. En resumen, hoy en día mucha gente considera que comer y hacer ejercicio es saludable e importante. Y es una idea segura cocinar en casa. En segundo lugar, es una idea inteligente comer en casa para reducir los gastos cotidianos. Hay que preparar dos o tres comidas en casa, por ejemplo, y un restaurante durante un tiempo. Además, hay que aprovechar la cocina sólo para pagar el alquiler de la casa o el apartamento y comprar el equipo de cocina.

Si no me crees, deberías probar a averiguar cuánto dinero puedes ahorrar cuando vas a casa o al restaurante. Es una forma estupenda de ahorrar dinero que te sorprenderá. Por último, puedes utilizar la cocina para mejorar el contacto con tu familia. Cocinar en casa con los demás miembros de la familia es una actividad divertida. Puedes encargar la comida a tus hijos, por ejemplo. Tú y tus hijos contribuirán a una relación sana.

También puedes sentarte frente al televisor y ver un programa familiar entretenido. Por último, cocinar en casa y compartir los buenos o malos momentos ocurridos durante ese tiempo. Y si quieres desarrollar un vínculo familiar, es una buena excusa para que tu familia se ponga a cocinar una comida. En definitiva, hay tres razones que avalan el beneficio de que uno mismo prepare la comida. Es una gran opción para las personas que aman el cuidado de la salud, el ahorro de dinero y la mejora de las relaciones familiares.

Capítulo 2: Recetas de Taco Bell

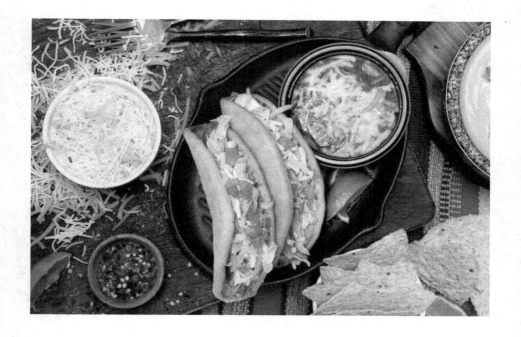

1. Chalupa de Carne de Taco Bell

Tiempo de preparación: 20 minutos.

Tiempo de cocción: 25 minutos.

Porciones: 6

Ingredientes:

Para el pan frito:

- 2(1/2) tazas de harina para todo uso
- 1 cucharada de levadura en polvo
- ½ cucharadita de sal
- 1 cucharada de manteca vegetal
- 1 taza de leche

Para el relleno:

- 1 cucharada de copos de cebolla seca
- ½ taza de agua
- 500 gramos de carne molida
- ¼ de taza de harina
- 4 cucharaditas de chile en polvo
- 1 cucharadita de pimentón
- 1 cucharadita de comino molido
- 1 cucharadita de sal
- ½ cucharadita de copos de pimienta roja

Otros ingredientes:

- Aceite para freír
- Crema agria para servir
- Lechuga para servir
- Queso rallado para servir
- Tomates picados para servir

Instrucciones:

1. Preparar la masa. Mezclar la harina, la levadura en polvo y la sal. Incorporar la manteca y mezclar con la leche. No trabajar demasiado en la masa. Tapar el tazón y dejar reposar la masa mientras se prepara el relleno.

2. Mezclar los copos de cebolla con el agua y reservar para que se hidraten.

3. Dorar la carne en una sartén mediana, rompiéndola en trozos pequeños mientras se cocina. Escurrir el exceso de grasa. Espolvorear la harina sobre la carne. Mezclar y dejar que se cocine durante uno o dos minutos.

4. Añadir los trozos de cebolla y el agua. Incorporar las especias y mezclar bien. Poner el fuego al mínimo y tapar la sartén.

5. Volcar la masa frita en una superficie ligeramente enharinada y dividirla en 8 trozos iguales. De uno en uno, enrollarlos en círculos. Deben tener de 8 a 10 pulgadas de ancho y un grosor de ¼ de pulgada. Si quieres doblar la chalupa, utilizar el rodillo para presionar un espacio plano en el centro del círculo. Calentar el aceite. Pinchar una pequeña bola de masa (del tamaño de un guisante) y dejarla caer en el aceite. Si la bola flota inmediatamente en la superficie, el aceite está suficientemente caliente.

6. De uno en uno, introducir los círculos de masa en el aceite. Utilizar las pinzas para presionar la masa bajo el aceite y cocinarla por ambos lados hasta que esté dorada. Retirarlas a un plato forrado con una toalla de papel.

7. Para las chalupas dobladas, darles forma mientras están calientes.

8. Añadir una porción del relleno de carne y colocar los aderezos deseados.

Nutrición:

- **Calorías:** 234

- **Carbohidratos:** 2g

- **Grasa:** 8.2g; **Proteína:** 12g

2. Enchiritos de Taco Bell

Tiempo de preparación: 20 minutos.

Tiempo de cocción: 15 minutos.

Porciones: 12

Ingredientes:

Sazonar:

- 1/4 de taza de harina de uso general
- 1 cucharada de chile en polvo
- 1 cucharadita de sal
- ½ cucharadita de copos de cebolla seca
- ½ cucharadita de pimentón
- ¼ de cucharadita de cebolla en polvo
- 1 pizca de ajo en polvo

Relleno de tortillas:

- 500 gramos de carne molida magra
- ½ taza de agua
- 1 lata (500 gramos) de frijoles refritos
- 12 tortillas de harina pequeñas
- ½ taza de cebolla picada
- 1 (500 gramos) lata de salsa de chile rojo
- 2 tazas de queso cheddar, rallado
- Algunas cebollas verdes para servir
- Un poco de crema agria para servir

Instrucciones:

1. Mezclar todos los ingredientes del condimento en un tazón.
2. Cubrir la carne con el condimento utilizando las manos. Asegúrate de que la carne absorba completamente el sabor de las especias.

3. Dorar la carne sazonada en el agua a fuego medio, durante 8 a 10 minutos. Revolver la carne de vez en cuando para eliminar los grumos.
4. Mientras se dora la carne, calentar los frijoles en el microondas a fuego alto durante 2 minutos.
5. Envolver las tortillas en una toalla húmeda y calentar en el microondas durante 1 minuto.
6. Cuando la carne esté hecha, montar las tortillas:
   a) Colocar algunos frijoles en el centro de la tortilla.
   b) Colocar un poco de carne encima, añadir un poco de cebolla.
   c) Enrollar la tortilla juntando ambos extremos en el centro.
   d) Colocar la tortilla en una cazuela apta para microondas.
   e) Untar la salsa de chile y el queso cheddar sobre la tortilla.
7. Repetir el paso 5 hasta que la cazuela esté llena.
8. Calentar todo el plato en el microondas durante 2-3 minutos. El plato estará hecho cuando el queso se derrita.
9. Servir con cebollas verdes y crema agria, si se desea.

Nutrición:

- **Calorías:** 256

- **Carbohidratos:** 12g

- **Grasa:** 13.2g

- **Proteína:** 12g

3. Tacos Dobles de Taco Bell

Tiempo de preparación: 15 minutos.

Tiempo de cocción: 30 minutos.

Porciones: 10

Ingredientes:

Taco:

- 500 gramos de carne molida
- 2 cucharadas de condimento para tacos
- 1 (500 gramos) lata de frijoles refritos
- 2/3 tazas de agua
- 12 conchas de taco crujientes
- Crema agria para servir

Guacamole:

- 2 aguacates
- 2 cucharadas de cebolla picada
- 1 lima fresca, exprimida
- Sal y pimienta negra al gusto
- 12 tortillas de harina blandas, de unas 7 pulgadas de diámetro

Ensamblaje:

- 2 tazas de queso cheddar rallado
- 1 taza de lechuga rallada
- 1 tomate grande, picado
- ¼ de cebolla roja picada
- ½ taza de crema agria
- Sal y pimienta negra al gusto

Instrucciones:

1. Precalentar el horno a 350°F.
2. Cocinar la carne de res de 10 a 15 minutos a fuego medio, espolvoreándola con 20 gramos de condimento para tacos.

Cuando la carne esté dorada y desmenuzada, retirarla del fuego y reservarla.

3. Sazonar los frijoles refritos con la mezcla de condimento para tacos restante, colocando los frijoles, el agua y el condimento en una olla pequeña y mezclando y machacando todo junto. Triturar los frijoles y llevar la mezcla a fuego lento.

4. Calentar las carcasas para tacos en el horno de 3 a 5 minutos.

5. Mientras se calientan los tacos, hacer el guacamole machacando todos los ingredientes del guacamole.

6. Para montar los tacos, empezar cubriendo un lado de cada tortilla de harina con 2 cucharadas de la mezcla de frijoles y envolviendo la tortilla de harina alrededor de un taco. A continuación, colocar las siguientes capas dentro de la tortilla para tacos

   a) 2 cucharadas de carne de vacuno.
   b) 2 cucharadas de queso.
   c) Lechuga picada.
   d) Tomate y cebolla picados.

7. Servir con guacamole y crema agria al lado

Nutrición:

- **Calorías:** 221

- **Carbohidratos:** 2g

- **Grasa:** 8.2g

- **Proteína:** 12g

4. Bistec Quesadilla de Moe's Southwestern Grill

Tiempo de preparación: 20 minutos.

Tiempo de cocción: 10 minutos.

Porciones: 4

Ingredientes:

- 4 (120 gramos) filetes de solomillo de ternera
- 1 cucharada de aceite de oliva
- 1 pimiento verde pequeño, cortado en rodajas finas
- 1 pimiento rojo pequeño, cortado en rodajas finas
- 1 pimiento amarillo pequeño, cortado en rodajas finas
- 1 cebolla amarilla pequeña, cortada en rodajas finas
- 1 taza de queso blanco Chihuahua rallado
- 1 taza de queso americano rallado
- 8 (8 pulgadas) tortillas de harina

Para la marinada:

- 3 dientes de ajo picados
- 2 cucharadas de perejil picado
- 3 cucharadas de aceite de oliva virgen extra
- 1 cucharadita de chiles rojos triturados
- ½ cucharadita de pimienta negra
- ½ cucharadita de sal

Instrucciones:

1. Machacar los bistecs hasta conseguir un grosor uniforme y colocarlos en una bolsa con cierre. Añadir los ingredientes de la marinada y darles la vuelta para cubrirlos. Refrigerar durante 6 horas o toda la noche.
2. Calentar el aceite de oliva en una sartén y cocinar los pimientos y la cebolla hasta que estén tiernos y crujientes. Retirar las verduras a un tazón y mantenerlas calientes.

3. Escurrir los filetes de la marinada y cocinarlos en la sartén caliente durante 2-3 minutos por cada lado hasta que estén cocidos a su gusto. Reposar unos minutos y cortar en rodajas.
4. Calentar una sartén limpia a fuego medio y colocar una tortilla en ella. Untarla con un poco de queso y cubrirla con un poco de carne y verduras. Añadir más queso y otra tortilla.
5. Cocinar por ambos lados hasta que esté crujiente.

Nutrición:

- **Calorías:** 241
- **Carbohidratos:** 15g
- **Grasa:** 8.2g
- **Proteína:** 17g

5. Pizza Mexicana de Taco Bell

Tiempo de preparación: 30 minutos.

Tiempo de cocción: 12 minutos.

Porciones: 4

Ingredientes:

- 250 gramos de carne picada
- ½ cucharadita de sal
- ¼ de cucharadita de cebolla finamente picada
- ¼ de cucharadita de pimentón
- 1(½) cucharadita de chile en polvo
- 2 cucharadas de agua
- 1 taza de aceite vegetal
- 8(6 pulgadas) tortillas de harina
- 1(500 gramos) lata de frijoles refritos
- ⅔ taza de salsa picante
- ⅓ taza de tomate, picado finamente
- 1 taza de queso cheddar, rallado
- 1 taza de queso Colby jack, rallado
- ¼ de taza de cebolla de verdeo, cortada en cubos
- ¼ de taza de aceitunas negras, picadas

Instrucciones:

1. Precalentar el horno a 400°F.
2. En una sartén, saltear la carne a fuego medio. Una vez dorada, escurrirla. Luego agregar la sal, las cebollas, el pimentón, el chile en polvo y el agua. Sin dejar de revolver, cocinar por 10 minutos más.
3. En una sartén aparte, añadir aceite y calentar a fuego medio-alto. Cocinar la tortilla durante unos 30 segundos por ambos lados o hasta que esté dorada. Utilizar un tenedor para pinchar las burbujas que se formen en las tortillas. Pasar a un plato forrado con papel de cocina.

4. Calentar los frijoles refritos en el microondas a temperatura alta durante unos 30 segundos o hasta que estén calientes.
5. Para armar cada pizza, cubrir ⅓ taza de frijoles en la tortilla, seguida de ⅓ taza de carne cocida. Cubrir con una segunda tortilla. Cubrir con 2 cucharadas de salsa picante, luego cantidades iguales de tomates, quesos, cebollas verdes y aceitunas. Esto hace un total de 4 pizzas.
6. Colocar las pizzas preparadas en una bandeja para hornear. Hornear hasta que el queso se derrita por completo, entre 8 y 12 minutos.
7. Servir.

Nutrición:

- **Calorías:** 1218

- **Grasa total:** 90g

- **Carbohidratos:** 66g

- **Proteína:** 39g

- **Sodio:** 2038mg

6. Pollo a la Brasa de Taco Bell

Tiempo de preparación: 19 minutos.

Tiempo de cocción: 43 minutos.

Porciones: 4

Ingredientes:

- 1 cucharada de pimentón
- 2 cucharaditas de cebolla en polvo
- 2 cucharaditas de sal
- 1 cucharadita de ajo en polvo
- 1 cucharadita de romero seco
- 1 cucharadita de pimienta negra
- 1 cucharadita de orégano seco
- 1 pollo entero
- 2 zanahorias
- 3 patatas de piel roja
- 1 mazorca de maíz
- 1 cucharada de aceite de oliva
- 1 cucharada de mantequilla
- 5 ramitas de tomillo fresco

Instrucciones:

1. Preparar el horno a 400°F. Mezclar el pimentón, la cebolla en polvo, la sal, el ajo en polvo, el romero, la pimienta y el orégano. Introducir los cuartos de pollo y 1 cucharada de la mezcla de especias en una bolsa de plástico grande para congelar. Sellar y enfriar durante 1 hora.
2. Añadir el maíz, las zanahorias y las patatas. Rociar con el aceite de oliva y el resto de la mezcla de especias. Revolver para cubrir.
3. Preparar una sartén grande a fuego alto. Verter un poco de aceite y, una vez caliente, cocinar los trozos de pollo hasta que se doren. Extender 4 trozos de papel de aluminio y echar algunas zanahorias, patatas, maíz y un cuarto de pollo en cada uno. Rociar con un poco de mantequilla y tomillo.

4. Arrugar el papel de aluminio y formar bolsas por los bordes bien apretadas. Hornear durante 45 minutos.

Nutrición:

- **Calorías:** 321
- **Carbohidratos:** 17g
- **Proteína:** 26g

Capítulo 3: Recetas de Applebee's

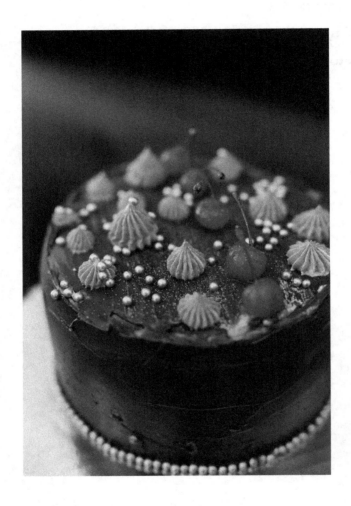

7. Triple Chocolate Derretido de Applebee's

Tiempo de preparación: 25 minutos.

Tiempo de cocción: 8 minutos.

Porciones: 2–3

Ingredientes:

- 120 gramos de chispas de chocolate semidulce
- ½ taza de mantequilla
- 2 huevos enteros grandes
- 2 yemas de huevo grandes
- ¼ de taza de azúcar, más para espolvorear
- 2 cucharadas de harina para todo uso
- ¼ de cucharadita de sal

Coberturas:

- 120 gramos de chocolate blanco
- 120 gramos de chocolate semidulce
- 2 cucharaditas de manteca vegetal
- 4 bolas de helado de vainilla

Instrucciones:

1. Precalentar el horno a 400°F. Engrasar los moldes para muffins o ramequines y embarrarlos con azúcar. Derretir las chispas de chocolate con la mantequilla en una cacerola doble, batiendo hasta obtener una mezcla homogénea.
2. En un tazón separado, batir los huevos enteros, las yemas y el azúcar hasta que estén ligeros y esponjosos.
3. Batir ambas mezclas juntas.
4. Añadir poco a poco la harina y la sal, batiendo hasta que se mezclen.
5. Distribuir uniformemente en los moldes preparados y colocarlos en una bandeja para hornear.
6. Hornear hasta que los bordes estén hechos, y los centros aún estén blandos (unos 8 minutos).

7. Invertirlo sobre el plato.
8. Preparar las coberturas. Colocar cada tipo de chocolate en tazones separados, aptos para microondas. Añadir una cucharadita de manteca a cada tazón y cocinar en el microondas durante unos 15 segundos y revolver. Repetir la operación hasta obtener una mezcla homogénea.
9. Cubrir los trozos de pastel con el postre congelado y rociar con el chocolate derretido.

Nutrición:

- **Calorías:** 727
- **Grasa total:** 31g
- **Carbohidratos:** 107g
- **Proteína:** 11g
- **Sodio:** 562mg

8. Penne con Pollo y Tres Quesos de Applebee's

Tiempo de preparación: 10 minutos.

Tiempo de cocción: 1 hora.

Porciones: 4

Ingredientes:

- 2 pechugas de pollo deshuesadas y sin piel
- 1 taza de aderezo italiano para ensaladas
- 3 tazas de pasta penne
- 6 cucharadas de aceite de oliva
- 450 gramos de salsa Alfredo
- 250 gramos de una combinación de quesos mozzarella, parmesano y provolone, rallados
- 4 tomates roma, sin semillas y cortados en cubos
- 4 cucharadas de albahaca fresca, cortada en cubos
- 2 dientes de ajo, finamente picados
- Queso parmesano rallado para servir

Instrucciones:

1. Precalentar el horno a 350°F.
2. En un tazón, agregar el pollo y luego rociar con el aderezo italiano. Mezclar para cubrir completamente el pollo con el aderezo. Cubrir con una envoltura de plástico y guardar en el refrigerador durante toda la noche pero, si tienes prisa, al menos 2 horas está bien.
3. Seguir las instrucciones del paquete para cocer la pasta penne. Escurrirla y reservarla.
4. Untar con 3 cucharadas de aceite las rejillas de la parrilla y precalentar a fuego medio-alto. Añadir el pollo marinado a la parrilla, desechando la marinada. Cocinar el pollo hasta que ambos lados estén completamente cocidos y la temperatura interna sea de 165°F. Retirar de la parrilla. Dejar de lado hasta

que se enfríe lo suficiente como para poder manipularlo. Luego, cortar el pollo en rodajas finas.

5. En un tazón grande, añadir los fideos cocidos, la salsa Alfredo y el pollo asado. Mezclar hasta que se combinen. Rociar el aceite restante en una cacerola grande, y luego verter la mezcla de fideos dentro. Espolvorear los quesos por encima. Hornear durante unos 15-20 minutos o hasta que el queso se dore y los bordes de la mezcla empiecen a burbujear. Retirar del horno. Mezclar los tomates, la albahaca y el ajo en un tazón. Añadir sobre la pasta. Espolvorear el queso parmesano antes de servir.

Nutrición:

- **Calorías:** 1402

- **Grasa:** 93g

- **Grasa saturada:** 27g

- **Carbohidratos:** 91g

- **Azúcar:** 7g

- **Fibra:** 3g

- **Proteína:** 62g

- **Sodio:** 5706m

9. Salsa de Espinacas y Alcachofas de Applebee's

Tiempo de preparación: 5 minutos.

Tiempo de cocción: 30 minutos.

Porciones: 10

Ingredientes:

- Bolsa de 300 gramos de espinacas, cortadas en cubos
- Lata de 500 gramos de corazones de alcachofa, cortados en cubos
- 1 taza de mezcla de queso parmesano y romano, rallado
- 2 tazas de queso mozzarella rallado
- 500 gramos de ajo
- 2 cucharadas de salsa Alfredo
- 250 gramos de queso crema, ablandado

Instrucciones:

1. Combinar todos los ingredientes en un tazón. Mezclar bien.
2. Transferir a una olla de cocción lenta. Poner a fuego alto y cocinar durante 30 minutos. Servir en caliente.

Nutrición:

- **Calorías:** 228
- **Grasa:** 15g
- **Carbohidratos:** 12g
- **Proteína:** 13g
- **Sodio:** 418mg

10.Ensalada Oriental de Applebee's

Tiempo de preparación: 15 minutos.

Tiempo de cocción: 5 minutos.

Porciones: 6

Ingredientes:

- 3 cucharadas de miel
- 1(1/2) cucharadas de vinagre de vino de arroz
- ¼ de taza de mayonesa
- 1 cucharadita de mostaza de Dijon
- 1/8 de cucharadita de aceite de sésamo
- 3 tazas de aceite vegetal para freír
- 2 pechugas de pollo, cortadas en tiras finas
- 1 huevo
- 1 taza de leche
- 1 taza de harina
- 1 taza de pan rallado
- 1 cucharadita de sal
- ¼ de cucharadita de pimienta
- 3 tazas de lechuga romana, cortada en cubos
- ½ taza de col roja cortada en cubos
- ½ taza de col Napa, cortada en cubos
- 1 zanahoria rallada
- ¼ de taza de pepino, cortado en cubos
- 3 cucharadas de almendras fileteadas

Instrucciones:

1. Para hacer el aderezo, añadir la miel, el vinagre de arroz, la mayonesa, la mostaza de Dijon y el aceite vegetal a una batidora. Mezclar hasta que esté bien combinado. Guardar en la nevera hasta que se pueda servir.
2. Calentar el aceite en una sartén profunda a fuego medio-alto.

3. Mientras el aceite se calienta, batir el huevo y la leche en un tazón. En otro tazón, añadir la harina, el pan rallado, la sal y la pimienta. Mezclar bien.
4. Pasar las tiras de pollo por la mezcla de huevo y luego por la mezcla de harina. Confirmar que el pollo está cubierto uniformemente por todos los lados. Sacudir cualquier exceso.
5. Freír las tiras de pollo durante unos 3 ó 4 minutos hasta que estén bien cocidas y ligeramente doradas. Transferir a un plato forrado con toallas de papel para que se vacíen y se deshagan. Añadir tandas si es necesario. Picar las tiras en trozos pequeños, del tamaño de un bocado, una vez que se hayan enfriado lo suficiente como para manipularlas.
6. A continuación, preparar la ensalada añadiendo la lechuga romana, la col roja, la col Napa, las zanahorias y el pepino a un tazón de servir. Cubrir con los trozos de pollo y las almendras. Rociar el aliño preparado por encima.
7. Servir inmediatamente.

Nutrición:

- **Calorías:** 384

- **Grasa total:** 13g

- **Grasa saturada:** 3g

- **Carbohidratos:** 40g

- **Azúcar:** 13g

- **Fibra:** 2g

- **Proteína:** 27g

- **Sodio:** 568mg

11. Sopa de Cebolla Francesa de Applebee's

Tiempo de preparación: 25 minutos.

Tiempo de cocción: 1 hora y 20 minutos.

Porciones: 8

Ingredientes:

- 2 cucharadas de mantequilla
- 2 cucharadas de aceite vegetal
- 6 a 7 cebollas cortadas en rodajas
- 1 cucharadita de sal
- 1(1/2) cucharadita de ajo picado
- 10 tazas de caldo de carne
- 1 cucharada de base de carne
- 1 cucharadita de pimienta negra
- 8 rebanadas de pan
- 8 cucharaditas de queso parmesano rallado
- 8 cucharadas de queso Provolone

Instrucciones:

1. Calentar primero la mantequilla y el aceite en una olla grande a fuego medio, luego añadir las cebollas cortadas y la sal; saltear las cebollas hasta que se doren. Esto llevará hasta media hora; se quiere el color caramelo en las cebollas. Revolver con frecuencia para evitar que se quemen.
2. Añadir el ajo picado cuando las cebollas estén casi caramelizadas al completo.
3. Cocinar la cebolla y el ajo juntos durante unos 2 minutos, hasta que el ajo haya cogido aroma. Añadir el caldo, la base de la carne y la pimienta negra. Probar y si es necesario añadir más sal. Cocer a fuego lento durante 30-45 minutos.
4. Precalentar el horno a fuego lento para servir la sopa.
5. Servir la sopa en 8 tazas individuales aptas para el horno, poner una rebanada de pan encima de cada una, añadir 1 cucharadita de queso parmesano encima de cada rebanada y queso provolone.

6. Poner bajo el asador y cocinar hasta que el queso empiece a dorarse.
7. ¡Saca a un tazón y disfruta de tu sopa!

Nutrición:

- **Calorías:** 300
- **Grasa:** 59.8g
- **Carbohidratos:** 35. 6g
- **Proteína:** 22.8g
- **Sodio:** 254mg

Capítulo 4: Recetas de Pasta

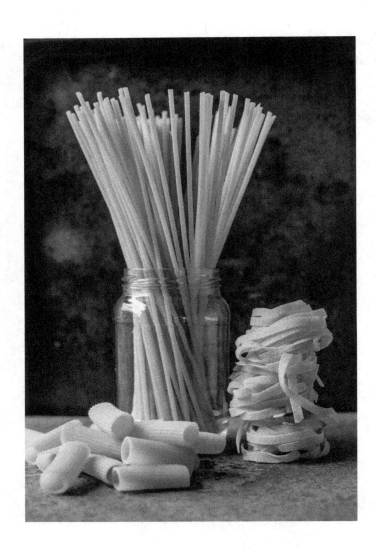

12. Cavatappi al Pesto de Noodles & Company

Tiempo de preparación: 5 minutos.

Tiempo de cocción: 20 minutos.

Porciones: 80

Ingredientes:

- 4 cuartos de agua
- 1 cucharada de sal
- 500 gramos de pasta de macarrones
- 1 cucharadita de aceite de oliva
- 1 tomate grande, finamente picado
- 120 gramos de champiñones, picados finamente
- ¼ de taza de caldo de pollo
- ¼ de taza de vino blanco seco
- ¼ de taza de crema de leche
- 1 taza de pesto
- 1 taza de queso parmesano rallado

Instrucciones:

1. Añadir agua y sal a una olla. Llevar a ebullición. Poner la pasta y cocerla durante 10 minutos o hasta que esté al dente. Escurrir y reservar.
2. En una sartén, calentar el aceite. Saltear los tomates y los champiñones durante 5 minutos. Verter el caldo, el vino y la nata. Llevar a ebullición. Reducir el fuego a medio y cocer a fuego lento durante 2 minutos o hasta que la mezcla esté espesa. Incorporar el pesto y cocinar otros 2 minutos. Añadir la pasta. Mezclar hasta que esté completamente cubierta.
3. Pasar a los platos y espolvorear con queso parmesano.

Nutrición:

- **Calorías:** 637; **Grasa:** 42g; **Carbohidratos:** 48g; **Proteína:** 19g

13. Pasta de Cascabel de Pizzería Uno

Tiempo de preparación: 5 minutos.

Tiempo de cocción: 25 minutos.

Porciones: 6

Ingredientes:

Pasta:

- 4 cuartos de agua
- 500 gramos de pasta penne
- 1 pizca de sal

Pollo:

- 2 cucharadas de mantequilla
- 2 dientes de ajo, finamente picados
- ½ cucharada de condimento italiano
- 500 gramos de pechuga de pollo, deshuesada y sin piel, cortada en cuadrados pequeños

Salsa:

- 4 cucharadas de mantequilla
- 2 dientes de ajo, finamente picados
- ¼ de taza de harina común
- 1 cucharada de sal
- ¾ de cucharadita de pimienta blanca
- 2 tazas de leche
- 1 taza de mitad y mitad
- 3 chiles jalapeños picados

Instrucciones:

1. En una olla con agua hirviendo, añadir sal y cocer la pasta según las instrucciones del paquete. Escurrir bien y reservar.
2. Para preparar el pollo, calentar la mantequilla en una sartén. Saltear el ajo y el condimento italiano durante 1 minuto. Añadir el pollo y cocinar de 5 a 7 minutos o hasta que esté bien cocido,

dándole la vuelta a mitad de camino. Pasar a un plato una vez. Reservar. En la misma sartén, preparar la salsa. Añadir la mantequilla y calentar hasta que se derrita. Incorporar el ajo y cocinar durante 30 segundos. A continuación, añadir la harina, la sal y la pimienta. Cocinar durante 2 minutos más, revolviendo continuamente. Verter la leche y la mitad y mitad. Seguir revolviendo hasta que la salsa se vuelva espesa y suave. Incorporar el pollo, los chiles jalapeños y la pasta. Revolver hasta que se combinen. Servir.

Nutrición:

- **Calorías:** 44
- **Grasa:** 44g
- **Carbohidratos:** 72g
- **Proteína:** 40g
- **Sodio:** 1791mg

14. Imitación de Espaguetis Kung Pao de California Pizza Kitchen

Tiempo de preparación: 10 minutos.

Tiempo de cocción: 20 minutos.

Porciones: 4

Ingredientes:

- 500 gramos de espaguetis
- 2 cucharadas de aceite vegetal
- 3 pechugas de pollo, deshuesadas y sin piel
- Sal y pimienta al gusto
- 4 dientes de ajo, finamente picados
- ½ taza de cacahuetes secos tostados
- 6 cebollas verdes, cortadas en trozos de media pulgada
- 10-12 pimientos picantes secos de ojo de pájaro

Salsa:

- ½ taza de salsa de soja
- ½ taza de caldo de pollo
- ½ taza de jerez seco
- 2 cucharadas de pasta de chile rojo con ajo
- ¼ de taza de azúcar
- 2 cucharadas de vinagre de vino tinto
- 2 cucharadas de maicena
- 1 cucharada de aceite de sésamo

Instrucciones:

1. Seguir las instrucciones del paquete para cocer los espaguetis. Escurrir y reservar.
2. Añadir aceite a una sartén grande a fuego medio-alto. Salpimentar generosamente el pollo y añadirlo a la sartén una vez que esté caliente. Cocinar durante unos 3 ó 4 minutos. Dar la vuelta al

38

pollo y cocinar durante otros 3 o 4 minutos. Retirar del fuego y dejar que se enfríe.

3. Mezclar todos los ingredientes de la salsa en un tazón.
4. Una vez que el pollo esté lo suficientemente frío como para manipularlo, cortarlo en trozos pequeños. Reservar.
5. Volver a poner la sartén al fuego. Añadir el ajo y saltear durante 1 minuto hasta que esté aromático. Verter la salsa preparada y revolver. Una vez hirviendo, bajar el fuego y dejar cocer a fuego lento durante 1 ó 2 minutos o hasta que el líquido espese. Añadir la pasta, el pollo cocido, los cacahuetes, los pimientos picantes y las cebolletas. Mezclar bien.
6. Servir.

Nutrición:

- **Calorías:** 548
- **Grasa:** 22g
- **Grasa saturada:** 7g
- **Carbohidratos:** 67g
- **Azúcar:** 16g
- **Fibra:** 4g
- **Proteína:** 15g
- **Sodio:** 2028mg

15.Macarrones con Queso de Boston Market

Tiempo de preparación: 10 minutos.

Tiempo de cocción: 20 minutos.

Porciones: 8

Ingredientes:

- Paquete de 250 gramos de pasta en espiral
- 2 cucharadas de mantequilla
- 2 cucharadas de harina para todo uso
- ¾ tazas de leche entera
- ¼ de taza de queso procesado en cubos, como el Velveeta™
- ¼ de cucharadita de mostaza seca
- 1 cucharadita de sal y pimienta al gusto

Instrucciones:

1. Cocer la pasta según las instrucciones del paquete. Escurrirla y reservarla.
2. Para preparar la salsa, hacer el roux con la harina y la mantequilla a fuego medio-bajo en una sartén grande y profunda. Añadir la leche y batir hasta que esté bien mezclada. Añadir el queso, la mostaza, la sal y la pimienta. Seguir batiendo hasta que esté suave.
3. Cuando la pasta esté cocida, pasarla a un tazón para servir. Verter la mezcla de queso por encima. Revolver para combinar.
4. Servir caliente.

Nutrición:

- **Calorías:** 319
- **Grasa:** 17g
- **Grasa saturada:** 10g
- **Carbohidratos:** 28g
- **Azúcar:** 7g
- **Fibra:** 1g; **Proteína:** 17g; **Sodio:** 1134mg

16.Fettuccine Alfredo de Olive Garden

Tiempo de preparación: 5 minutos.

Tiempo de cocción: 25 minutos.

Porciones: 6

Ingredientes:

- ½ taza de mantequilla derretida
- 2 cucharadas de queso crema
- 1 pinta de crema de leche
- 1 cucharadita de ajo en polvo
- Un poco de sal
- Un poco de pimienta negra
- ⅔ tazas de queso parmesano rallado
- 500 gramos de fettuccine, cocido

Instrucciones:

1. Derretir el queso crema en la mantequilla derretida a fuego medio hasta que esté suave.
2. Agregar la crema de leche y sazonar la mezcla con ajo en polvo, sal y pimienta.
3. Reducir el fuego a bajo y dejar que la mezcla se cocine a fuego lento durante otros 15 o 20 minutos.
4. Retirar la mezcla del fuego y añadir el parmesano. Revolver todo para que se derrita el queso.
5. Verter la salsa sobre la pasta y servir.

Nutrición:

- **Calorías:** 767.3
- **Grasa:** 52.9g
- **Carbohidratos:** 57.4g
- **Proteína:** 17.2g
- **Sodio:** 367mg

17.Pasta de Camarones de Red Lobster

Tiempo de preparación: 5 minutos.

Tiempo de cocción: 30 minutos.

Porciones: 4

Ingredientes:

- 250 gramos de pasta linguini o espagueti
- ⅓ taza de aceite de oliva virgen extra
- 3 dientes de ajo
- 500 gramos de camarones, pelados y desvenados
- ⅔ tazas de jugo de almeja o caldo de pollo
- ⅓ taza de vino blanco
- 1 taza de crema de leche
- ½ taza de queso parmesano, recién rallado
- ¼ de cucharadita de albahaca seca, triturada
- ¼ de cucharadita de orégano seco, machacado
- Perejil fresco y queso parmesano para decorar

Instrucciones:

1. Cocer la pasta según las instrucciones del paquete. Cocinar el ajo en aceite caliente a fuego lento, hasta que esté tierno. Subir el fuego de bajo a medio y añadir los camarones. Cuando los camarones estén cocidos, pasarlos a un tazón aparte junto con el ajo. Mantener el aceite restante en la sartén. Verter el caldo de almejas o de pollo en la sartén y llevar a ebullición.

2. Añadir el vino y ajustar el fuego a medio. Seguir cocinando la mezcla durante otros 3 minutos. Mientras se revuelve la mezcla, reducir el fuego a bajo y añadir la nata y el queso. Seguir removiendo. Cuando la mezcla se espese, devolver los camarones a la sartén y echar el resto de los ingredientes (excepto la pasta). Colocar la pasta en un tazón y verter la salsa sobre ella. Mezclar todo y servir. Adornar con perejil y queso parmesano, si se desea.

Nutrición:

- **Calorías:** 590
- **Grasa:** 26g
- **Carbohidratos:** 54g
- **Proteína:** 34g
- **Sodio:** 1500mg

18. Bistec Gorgonzola de Olive Garden

Tiempo de preparación: 10 minutos.

Tiempo de cocción: 1 hora y 30 minutos.

Porciones: 6

Ingredientes:

Pasta:

- 250 gramos de filetes de solomillo de ternera sin hueso, cortados en cubos de ½ pulgada
- 500 gramos de fettuccine o linguini, cocido
- 2 cucharadas de tomates secos, picados
- 2 cucharadas de vinagre balsámico glaseado
- Unas hojas de perejil fresco, picado

Marinada:

- ½ taza de aderezo italiano
- 1 cucharada de romero fresco picado
- 1 cucharada de jugo de limón fresco (opcional)

Salsa de Espinacas y Gorgonzola:

- 4 tazas de espinacas baby, recortadas
- 2 tazas de salsa Alfredo (receta siguiente)
- ½ taza de cebolla verde picada
- 6 cucharadas de gorgonzola, desmenuzado y dividido

Instrucciones:

1. Cocer la pasta y reservarla. Mezclar los ingredientes de la marinada en un recipiente con cierre.
2. Marinar la carne en el recipiente durante una hora.
3. Mientras se marina la carne, preparar la salsa de espinacas y gorgonzola. Calentar la salsa Alfredo en una cacerola a fuego medio. Añadir las espinacas y las cebollas verdes. Dejar cocer a fuego lento hasta que las espinacas se marchiten. Desmenuzar 4 cucharadas del queso Gorgonzola sobre la salsa. Dejar que se

derrita y revolver. Reservar las 2 cucharadas restantes del queso para decorar. Apartar y cubrir con la tapa para mantener el calor.

4. Cuando la carne haya terminado de marinarse, asar cada pieza según su preferencia.

5. Mezclar la pasta cocida con la salsa Alfredo en una cacerola y pasarla a un plato.

6. Cubrir la pasta con la carne de vacuno y decorar con el glaseado balsámico, los tomates secos, el queso gorgonzola desmenuzado y las hojas de perejil.

7. Servir y disfrutar.

Nutrición:

- **Calorías:** 740.5

- **Grasa:** 27.7g

- **Carbohidratos:** 66g

- **Proteína:** 54.3g

- **Sodio:** 848.1mg

19. Albóndigas de Pavo sobre Fideos de Calabacín de Olive Garden

Tiempo de preparación: 5 minutos.

Tiempo de cocción: 15 minutos.

Porciones: 4

Ingredientes:

- 500 gramos de pavo molido
- 1/4 de taza de pan rallado seco sazonado
- 1 huevo
- 3 cucharadas de perejil fresco de hoja plana
- 30 gramos de queso parmesano
- 2 dientes de ajo
- 2 cucharadas de aceite de oliva virgen extra
- 1(25-ounces) tarro de salsa marinara
- 4 calabacines medianos
- 120 gramos de queso Provolone

Instrucciones:

1. Combinar en un tazón la sal y la pimienta con el pavo, el pan rallado, el huevo, el parmesano, 1 diente de ajo y 1/2 cucharadita de perejil.
2. Formar albóndigas de 12 (1 ½" a 2"). Calentar 1 cucharada de aceite a fuego medio en una sartén grande.
3. Colocar las albóndigas y cocinarlas de 4 a 6 minutos, dándoles la vuelta de vez en cuando, hasta que se doren por todos los lados.
4. Reducir el fuego de la marinara a medio-bajo y revolver suavemente. Cocinar a fuego lento hasta que las albóndigas estén bien cocidas y la salsa haya espesado, girando las albóndigas periódicamente, de 14 a 16 minutos.
5. Mientras tanto, a fuego medio-alto, calentar la cucharada de aceite restante en una sartén mediana.

6. Añadir el calabacín y el ajo restante, y cocinar durante 2 o 3 minutos hasta que estén tiernos y húmedos. Sal y pimienta para sazonar.

7. Encima, calentar la parrilla a fuego alto con la rejilla. Espolvorear las albóndigas con provolone. Asar durante 4 minutos. Servir las albóndigas sobre los fideos con parmesano.

Nutrición:

- **Calorías:** 246
- **Grasa:** 17g
- **Proteína:** 9g

20.   Pasta Di Vinci de Cheesecake Factory

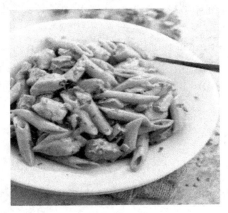

Tiempo de preparación: 10 minutos.

Tiempo de cocción: 50 minutos.

Porciones: 4

Ingredientes:

- ½ cebolla roja picada
- 1 taza de champiñones, cortados en cuartos
- 2 cucharaditas de ajo picado
- 500 gramos de pechuga de pollo, cortada en trozos del tamaño de un bocado
- 3 cucharadas de mantequilla
- 2 cucharadas de harina
- 2 cucharaditas de sal
- ¼ de taza de vino blanco
- 1 taza de crema de pollo mezclada con un poco de leche
- 4 cucharadas de crema de leche
- Hojas de albahaca para servir, queso parmesano picado para servir
- 500 gramos de pasta penne, cocida y escurrida

Instrucciones:

1. Saltear la cebolla, los champiñones y el ajo en 1 cucharada de mantequilla.

2. Cuando estén tiernos, retirarlos de la mantequilla y ponerlos en un tazón. Cocinar el pollo en la misma sartén. Cuando el pollo esté hecho, pasarlo al tazón que contiene el ajo, las cebollas y los champiñones, y reservar todo.

3. En la misma sartén, hacer un roux con la harina y la mantequilla restante a fuego lento o medio. Cuando el roux esté listo, mezclar la sal, el vino y la crema de la mezcla de pollo. Seguir revolviendo la mezcla, asegurándose de que no se queme. Cuando la mezcla espese, dejarla cocer a fuego lento durante unos minutos más. Mezclar los ingredientes que se han reservado y pasar la pasta cocida a un tazón o plato. Verter la salsa sobre la pasta, decorar con queso parmesano y albahaca, y servir.

4. Cuando la mezcla espese, dejarla cocer a fuego lento unos minutos más.

Nutrición:

- **Calorías:** 844.9

- **Grasa:** 35.8g

- **Carbohidratos:** 96.5g

- **Proteína:** 33.9g

- **Sodio:** 1400.2mg

Capítulo 5: Recetas de Outback Steakhouse

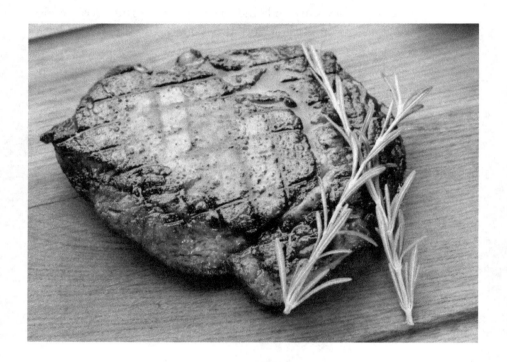

21.Bistec Estilo Outback

Tiempo de preparación: 40 minutos.

Tiempo de cocción: 10 minutos.

Porciones: 4

Ingredientes:

- 4 filetes de solomillo u ojo de costilla
- 2 cucharadas de aceite de oliva
- 2 cucharadas de condimento Old Bay
- 2 cucharadas de azúcar moreno
- 1 cucharadita de ajo en polvo
- 1 cucharadita de sal
- ½ cucharadita de pimienta negra
- ½ cucharadita de cebolla en polvo
- ½ cucharadita de comino molido

Instrucciones:

1. Sacar los filetes de la nevera y dejarlos reposar a temperatura ambiente durante unos 20 minutos.
2. Combinar todos los condimentos y mezclar bien.
3. Frotar los filetes con aceite y un poco de la mezcla de especias, cubriendo todas las superficies. Dejar reposar los filetes durante 20-30 minutos.
4. Mientras tanto, calentar la parrilla a fuego medio-alto.
5. Cocinar los filetes unos 5 minutos por cada lado para que queden medio crudos (o a una temperatura interna de 130°F). Dejarlos reposar durante 5 minutos antes de servirlos.

Nutrición:

- **Calorías:** 254; **Grasa total:** 13g
- **Carbohidratos:** 56g
- **Proteína:** 45g , **Fibra:** 3g

22. Macarrones con Queso de Longhorn Steakhouse

Tiempo de preparación: 20 minutos.

Tiempo de cocción: 20 minutos.

Porciones: 10

Ingredientes:

- 500 gramos de pasta Cavatappi, cocida
- 2 cucharadas de mantequilla
- 2 cucharadas de harina
- 2 tazas de mitad y mitad
- 60 gramos de queso gruyere, rallado
- 250 gramos de queso cheddar blanco, rallado
- 2 cucharadas de queso parmesano rallado
- 120 gramos de queso Fontina, rallado
- 1 cucharadita de pimentón ahumado
- 4 trozos de tocino, crujiente, desmenuzado
- ½ taza de pan rallado panko

Instrucciones:

1. Hacer un roux cocinando la mantequilla derretida y la harina a fuego medio.
2. Cuando el roux esté cocido, añadir la media taza de leche a la vez, añadiendo más a medida que la salsa se espese.
3. Añadir lentamente el resto de los ingredientes (excepto la pasta) de uno en uno, dejando que cada ingrediente se incorpore a la salsa. Seguir revolviendo la mezcla hasta que todo se haya calentado.
4. Colocar la pasta en un molde para hornear 13×9 engrasado o en 6 platos individuales para hornear y verter la salsa por encima. Espolvorear el tocino y el pan rallado panko por encima de la pasta.
5. Hornear la pasta en un horno precalentado a 350°F durante 20-25 minutos, o hasta que el pan rallado comience a dorarse.

6. Dejar enfriar la pasta y servir.

Nutrición:

- **Calorías:** 610
- **Grasa:** 37g
- **Carbohidratos:** 43g
- **Proteína:** 26g ; **Sodio:** 1210mg

23.   Costillas de Cerdo a la Barbacoa de Black Angus Steakhouse

Tiempo de preparación: 30 minutos.

Tiempo de cocción: 6 a 8 horas.

Porciones: 1

Ingredientes:

- 1 costillar de cerdo
- Tus salsas de barbacoa favoritas
- Cebolla en polvo al gusto
- Ajo en polvo al gusto

Marinada:

- 2 cucharadas de sal kosher
- 2 cucharadas de pimentón
- 4 cucharadas de ajo granulado
- 1 cucharada de cebolla en polvo
- 1 cucharadita de semillas de comino
- 1 cucharadita de pimienta ancha Durfee
- 2 cucharaditas de mostaza seca
- 2 cucharaditas de pimienta negra

Salsa para las costillas:

- 1 taza de vinagre de vino tinto
- 1 cucharada de ajo
- 1 taza de agua
- 3 cucharadas de salsa de soja

Instrucciones:

1. Mezclar todos los ingredientes de la marinada. Frotar la marinada por todas las costillas para que se impregnen de sabor.
2. Asar la carne a fuego indirecto entre 250°F y 300°F durante 3 o 4 horas. Añadir a las brasas madera de frutal empapada para obtener más aroma. Asegurarse de que la temperatura se mantenga entre 250°F y 300°F durante toda la cocción. Mientras

54

la carne se está cocinando, mezclar en un tazón los ingredientes de la salsa para costillas.

3. Después de tres o cuatro horas, transferir la carne a una sartén de aluminio y cepillar ambos lados con la salsa para costillas.

4. Cocinar las costillas durante otra hora y luego retirarlas del fuego y volver a pasar la salsa. Continuar cocinando las costillas durante otras 3 o 4 horas, untándolas con la salsa y un poco de salsa barbacoa cada hora. Cuando las costillas hayan terminado de asarse, espolvoréalas con cebolla y ajo en polvo antes de envolverlas en papel de aluminio. Dejar reposar las costillas durante 30 minutos.

5. Colocar las costillas en un plato y servir.

Nutrición:

- **Calorías:** 1500

- **Grasa total:** 30g

- **Proteína:** 14

24.   Camarones al Coco de Outback Steakhouse

Tiempo de preparación: 10 minutos.

Tiempo de cocción: 14 minutos.

Porciones: 4

Ingredientes:

- 500 gramos de camarones medianos, sin cola, pelados, desvenados y cocidos
- ½ taza de corteza de cerdo
- 1 cucharadita de sal
- ½ taza de coco rallado, sin endulzar
- ½ cucharadita de pimienta negra molida
- ¼ de taza de leche de coco, sin endulzar

Instrucciones:

1. Tomar una sartén poco profunda, ponerla a fuego lento y cuando esté caliente, añadir el coco y cocinarlo durante 3 o 4 minutos hasta que esté dorado.
2. Tomar un plato llano y verter dentro la leche.
3. Tomar otro plato llano, colocar el coco y la corteza de cerdo en él, y luego revolver hasta que se mezclen.
4. Secar los camarones con toallas de papel, luego sumergir cada camarón en la leche y sumergirlos en la mezcla de cerdo y coco hasta que estén uniformemente cubiertos.
5. Enchufar la freidora de aire, introducir una cesta de freír engrasada, programar a 400°F y dejar que se precaliente a 400°F.
6. A continuación, añadir los camarones en una sola capa en la cesta de la freidora, y freír durante 7 minutos, agitando a mitad de camino.
7. Cuando esté hecho, pasar los camarones fritos a un plato y repetir con el resto de los camarones.
8. Añadir pimienta negra y sal a los camarones y servir.

Nutrición:

- **Calorías:** 335
- **Grasa:** 15.6g
- **Proteína:** 46.1g
- **Carbohidratos netos:** 0.9g
- **Fibra:** 1.7g

25.   Mezcla de Condimentos Secretos para Bistecs de Outback

Tiempo de preparación: 5 minutos.

Tiempo de cocción: 10 minutos.

Porciones: 3

Ingredientes:

Sazonar:

- 4-6 cucharaditas de sal
- 4 cucharaditas de pimentón
- 2 cucharaditas de pimienta negra molida
- 1 cucharadita de cebolla en polvo
- 1 cucharadita de ajo en polvo
- 1 cucharadita de pimienta de cayena
- ½ cucharadita de cilantro
- ½ cucharadita de cúrcuma

Instrucciones:

1. Mezclar todos los ingredientes del condimento en un tazón. Frotar la mezcla de especias en la carne por todos los lados y dejar reposar durante 15-20 minutos antes de cocinarla.

Nutrición:

- **Calorías:** 16.4
- **Grasa total:** 0.5g
- **Carbohidratos:** 3.5g

Capítulo 6: Recetas Antiguas y Modernas de Aperitivos Dulces y Salados

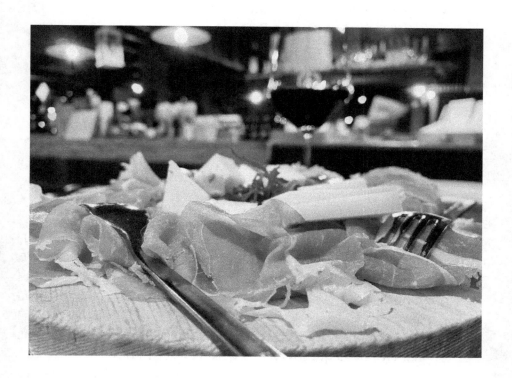

26.   Puré de Patatas de Roadhouse

Tiempo de preparación: 20 minutos.

Tiempo de cocción: 30 minutos.

Porciones: 6

Ingredientes:

- ¼ de taza de queso parmesano rallado
- 1 bulbo de ajo entero
- ¼ de taza de crema agria
- 4 patatas medianas, peladas y cortadas en cuartos
- ¼ de taza de mantequilla ablandada y de leche al 2% cada una
- 1 cucharadita más
- 1 cucharada de aceite de oliva
- ¼ de cucharadita de pimienta
- 1 cebolla blanca mediana, picada
- ½ cucharadita de sal

Instrucciones:

1. Precalentar el horno a 425°F. Corta la piel exterior del bulbo de ajo; asegurándote de no separar los dientes ni pelarlos. Retirar la parte superior del bulbo de ajo, dejando al descubierto los dientes individuales. Untar los dientes de ajo cortados con aproximadamente 1 cucharadita de aceite y envolverlos en papel de aluminio. Hornear en el horno precalentado de 30 a 35 minutos hasta que los dientes de ajo estén blandos.

2. Mientras tanto, cocinar el aceite sobrante a fuego lento. Una vez hecho, añadir y cocinar la cebolla picada durante 15 a 20 minutos, hasta que se dore, revolviendo de vez en cuando. Pasar a un procesador de alimentos. Procesar a velocidad alta hasta que se mezcle bien; reservar.

3. Poner las patatas en una cacerola grande y cubrirlas con agua. Llevar a ebullición. Una vez hecho, bajar el fuego; cocer de 15 a 20 minutos, hasta que estén tiernas, sin tapar. Escurrirlas y devolverlas a la cacerola. Exprimir el ajo ablandado sobre las

patatas; añadir la mantequilla, el queso, la crema agria, la leche, la cebolla, la pimienta y la sal. Batir hasta que se haga puré. Servir y disfrutar.

Nutrición:

- **Calorías:** 220
- **Grasa total:** 15g
- **Proteína:** 3g

27.   Frijoles Verdes de Roadhouse

Tiempo de preparación: 10 minutos.

Tiempo de cocción: 20 minutos.

Porciones: 8

Ingredientes:

- 2 latas de frijoles verdes (500 gramos), escurridos
- 1 cucharada de azúcar
- 120 gramos de tocino en cubos (crudo) o 120 gramos de jamón (cocido)
- 2 tazas de agua
- 120 gramos de cebollas, cortadas en cubos
- ½ cucharadita de pimienta

Instrucciones:

1. Escurrir bien los frijoles verdes con un colador; reservar. Combinar la pimienta con el azúcar y el agua hasta que se incorpore bien; reservar. Precalentar la sartén a fuego medio-alto.
2. Cortar el jamón cocido en trozos de igual tamaño utilizando una tabla de cortar y un cuchillo. Poner los cubos de cebolla y jamón en la sartén precalentada. Seguir revolviendo las cebollas y el jamón con la cuchara grande hasta que las cebollas estén tiernas y el jamón esté ligeramente dorado.
3. Una vez hecho esto, añadir los frijoles y la mezcla líquida. Con la espátula de goma, revolver bien la mezcla hasta que se incorpore bien. Dejar que la mezcla hierva y luego bajar el fuego para que se cocine a fuego lento. Servir los frijoles tan pronto como estén listos y disfrutar.

Nutrición:

- **Calorías:** 221
- **Grasa total:** 16g
- **Proteína:** 4g

28.   Patatas Fritas con Queso de Roadhouse

Tiempo de preparación: 20 minutos.

Tiempo de cocción: 30 minutos.

Porciones: 4

Ingredientes:

- 6-8 lonchas de tocino, suficientes para hacer ½ taza una vez cocidas
- 4 tazas de patatas fritas estilo filete, congeladas
- ¼ de cucharadita de cebolla en polvo
- 2 tazas de queso cheddar fuerte, rallado
- Aceite para freír
- ¼ de cucharadita de sal de ajo y de sal para condimentar

Instrucciones:

1. Precalentar el horno a 450°F. Cocinar el tocino a fuego medio-alto en una sartén mediana. Sacar el tocino cuando esté crujiente y colocarlo en una toalla de papel para escurrirlo.
2. Verter la grasa del tocino en un tazón y dejar que se enfríe ligeramente. Añadir a la grasa la cebolla en polvo, la sal sazonada y la sal de ajo; combinar bien y reservar. Colocar las patatas fritas en una bandeja de horno engrasada y hornear en el horno precalentado hasta que se doren ligeramente, de 10 a 15 minutos.
3. Poner el horno en el modo de asar. Untar cada patata frita con el aceite de tocino y la mezcla de condimentos. Colocar las patatas fritas en un tazón apto para el horno. Esparcir el queso cheddar por encima de las patatas fritas. Desmenuzar las lonchas de tocino y espolvorearlas sobre el queso.
4. Colocar la fuente en el horno hasta que el queso esté burbujeante, de 3 a 5 minutos. Sacar del horno y dejar reposar un par de minutos, luego servir.

Nutrición:

- **Calorías:** 188
- **Grasa total:** 11g
- **Proteína:** 4g

29.   Rollos para Cenar

Tiempo de preparación: 1 hora.

Tiempo de cocción: 15 minutos.

Porciones: 4

Ingredientes:

Para los rollos:

- 2 (¼) cucharadita o 1 paquete de levadura seca activa
- 1 huevo grande, a temperatura ambiente
- 1 ¼ de taza de leche
- 4 cucharadas de mantequilla derretida, separada
- ¼ de taza de miel
- 4 tazas de harina
- 1 cucharadita de sal

Para la mantequilla del Texas Roadhouse:

- ¼ de taza de azúcar en polvo
- 1 barra de mantequilla salada, a temperatura ambiente para una hora
- ¾ cucharadita de canela
- 1(½) cucharadas de miel

Instrucciones:

Para la mantequilla del Texas Roadhouse

1. Con una batidora eléctrica, combinar todos los ingredientes de la mantequilla Roadhouse hasta que esté suave y cremosa. Refrigerar hasta que se vaya a utilizar.

Para los rollos:

1. Llevar la leche a ebullición a fuego moderado. Una vez hecho, retirar la cacerola del fuego y dejarla a temperatura ambiente hasta que esté tibia.
2. Ahora, combinar la leche con la miel y la levadura en un tazón pequeño hasta que se combinen bien. Dejar reposar un par de

minutos. Combinar 2 tazas de harina con la mezcla de leche, el huevo y 3 cucharadas de mantequilla en un tazón grande. Mezclar poco a poco hasta que la mezcla sea homogénea. Añadir poco a poco la harina sobrante y seguir mezclando hasta conseguir la consistencia de la masa.

3. Añadir la sal y seguir mezclando de 6 a 8 minutos más. Volcar la masa en una superficie enharinada; amasar durante un par de minutos más. Engrasar el tazón grande con el spray de cocina y dejar caer la masa dentro. Usando papel de plástico, cubrir el tazón y dejar fermentar en un lugar cálido durante una hora.

4. Cubrir dos placas de galletas con aceite vegetal. Apretar la masa y extenderla sobre una superficie plana y enharinada hasta que tenga un grosor aproximado de ½". Doblarla por la mitad y cerrarla con cuidado. Cortar la masa en 24 cuadrados y colocarlos en las bandejas preparadas. Usando un envoltorio de plástico, cubrir y dejar que crezcan hasta que casi doblen su tamaño, de 35 a 40 minutos.

5. Precalentar el horno a 350°F con antelación y hornear hasta que la parte superior esté ligeramente dorada, de 12 a 15 minutos. Calentar la cucharada de mantequilla sobrante hasta que se derrita y luego pincelar la parte superior de los rollos.

6. Servir con la mantequilla de Texas Roadhouse y disfrutar.

Nutrición:

- **Calorías:** 210

- **Grasa total:** 14g; **Proteína:** 5g

30. Chili Rojo de Texas

Tiempo de preparación: 2 minutos.

Tiempo de cocción: 5 minutos.

Porciones: 4

Ingredientes:

- 1 Kg de carne de ternera deshuesada, bien recortada y cortada en cubos de ¾ de pulgada
- 1(½) cucharaditas de semillas de comino molidas
- 60 gramos de chiles papilla
- ⅓ de taza de cebolla, finamente picada
- 3 dientes de ajo grandes, picados
- 2(¼) tazas de agua, más la necesaria
- Crema agria para servir
- 1 cucharada de azúcar moreno, más la que sea necesaria
- 2 cucharadas de masa harina (harina de tortilla de maíz)
- 1(½) cucharada de vinagre blanco destilado, más lo necesario
- 2 tazas de caldo de carne bajo en sodio o caldo de carne, más lo necesario
- Gajos de lima para servir
- ½ cucharadita de pimienta negra recién molida
- 5 cucharadas de aceite vegetal, manteca de cerdo o sebo de ternera
- Sal Kosher al gusto

Instrucciones:

1. A fuego medio-bajo, en una sartén grande de lados rectos, tostar suavemente los chiles de 2 a 3 minutos por lado, hasta que estén fragantes. Vigilarlos y no dejar que se quemen. Poner los chiles en un tazón grande y cubrirlos con agua muy caliente; dejarlos en remojo de 15 a 45 minutos, hasta que estén blandos, dándoles la vuelta un par de veces durante el proceso de remojo.
2. Escurrir los chiles, partirlos y quitarles las semillas y los tallos. Poner los chiles en una licuadora y añadir la pimienta negra, el

comino, ¼ de taza de agua y 1 cucharada de sal. Hacer un puré con la mezcla hasta que se forme una pasta suave y ligeramente fluida; no dudes en añadir más agua si es necesario y raspar de vez en cuando los lados de la jarra de la licuadora. Reservar hasta que se vaya a utilizar.

3. Poner de nuevo la sartén a fuego medio-alto y calentar 2 cucharadas de manteca de cerdo hasta que se derrita. Cuando empiece a humear, girar para cubrir el fondo de la sartén y añadir la mitad de la carne. Dorarla ligeramente al menos por dos lados, de 2 a 3 minutos por cada lado. Si la carne empieza a quemarse, bajar el fuego inmediatamente. Pasar a un tazón y repetir con 2 cucharadas más de manteca de cerdo y la carne sobrante. Reservar.

4. Dejar que la sartén se enfríe un poco y ponerla a fuego medio-bajo. Calentar la manteca sobrante en la misma sartén. Una vez derretida, añadir inmediatamente el ajo y la cebolla; cocinar suavemente durante 3 o 4 minutos, revolviendo de vez en cuando. Añadir el caldo y el agua sobrante, y añadir poco a poco la masa de harina para evitar que se formen grumos. Incorporar la pasta de chile reservada, raspando el fondo de la sartén con una espátula para soltar los trozos dorados. Colocar la carne reservada (junto con los jugos acumulados) y llevarla a fuego lento. Una vez hecho esto, bajar el fuego para mantener el mínimo posible y seguir cocinando durante 2 horas, hasta que 1 ½ a 2 tazas de salsa espesa pero aún líquida rodee los cubos de carne y la carne esté tierna pero aún algo firme, revolviendo ocasionalmente.

5. Añadir el vinagre y el azúcar moreno; añadir más sal al gusto; dejar cocer a fuego lento durante 10 minutos más. Apagar y dejar reposar durante 30 minutos. Si la mezcla parece demasiado seca, no dudes en añadir más agua o caldo. También puedes dejar que se cocine a fuego lento un par de minutos más si la mezcla parece estar un poco floja y húmeda. Alterar el equilibrio de sabores con un poco más de vinagre, azúcar o sal, si se desea.

6. Recalentar suavemente y servir en tazones separados con una cucharada de crema agria por encima y un trozo de lima fresca al lado.

Nutrición:

- **Calorías:** 218
- **Grasa total:** 13g
- **Proteína:** 4g

31.Bocados de Pollo en Salmuera

Tiempo de preparación: 10 minutos.

Tiempo de cocción: 20 minutos.

Porciones: 4

Ingredientes:

- 500 gramos de pechuga de pollo
- ½ cucharadita de sal
- 2 tazas de jugo de pepinillos
- Aceite de aguacate, según sea necesario para freír

Para la cobertura:

- 1 cucharada de polvo de hornear
- ½ cucharadita de ajo en polvo
- ½ cucharadita de sal
- 1 cucharada de edulcorante de eritritol
- ½ cucharadita de pimienta negra molida
- ½ cucharadita de pimentón
- ½ taza de suero de leche en polvo

Instrucciones:

1. Cortar el pollo en trozos de una pulgada, colocarlos en una bolsa de plástico grande, añadir sal, verter el jugo de pepinillos y luego cerrar la bolsa.
2. Darle la vuelta para cubrir los trozos de pollo y luego dejar marinar durante un mínimo de 30 minutos en el frigorífico.
3. A continuación, sacar el pollo de la nevera, dejarlo reposar a temperatura ambiente durante 25 minutos, escurrirlo bien y secarlo con toallas de papel.
4. Cocinar el pollo y para ello, tomar una olla grande, colocarla a fuego medio-bajo, verter el aceite hasta que la olla tenga la mitad de su capacidad, y luego llevarla a 350°F.
5. Mientras tanto, preparar el recubrimiento y para ello, tomar un tazón mediano, colocar todos sus ingredientes en él y luego revolver hasta que se mezclen.

6. Rebozar una pieza de pollo en la mezcla del recubrimiento hasta cubrirla por completo, colocarla en una bandeja para hornear forrada con papel pergamino y repetir con el resto de las piezas.
7. Dejar caer los trozos de pollo preparados en el aceite, freírlos durante 6 minutos hasta que estén bien cocidos, y luego transferirlos a un plato forrado con papel de cocina. Repetir con el resto de los trozos de pollo y servir.

Nutrición:

- **Calorías:** 284

- **Grasa:** 17g

- **Proteína:** 34g

- **Carbohidratos:** 1g

32.   Cebolla Florecida

Tiempo de preparación: 15 minutos.

Tiempo de cocción: 5 minutos.

Porciones: 4

Ingredientes:

- 1 cebolla dulce grande
- ½ taza de harina de coco
- ½ cucharada de sal sazonadora
- ½ cucharadita de pimienta negra molida
- ½ cucharadita de cayena
- ½ cucharada de pimentón
- 4 cucharadas de nata para montar
- 4 huevos
- 1 taza de corteza de cerdo
- Aceite de aguacate, según sea necesario para freír

Instrucciones:

1. Preparar la cebolla y para ello, retirar ¼ de la parte superior de la cebolla, darle la vuelta con la cara cortada hacia abajo y luego cortarla en cuartos de tal manera que sólo quede un espacio de ¼ de pulgada desde el nudo de la cebolla. Cortar los cuartos en octavos y luego cortarlos en dieciseisavos.
2. Espolvorear la harina de coco generosamente sobre la cebolla hasta que cada pétalo y la parte inferior de la cebolla estén cubiertos.
3. Preparar el baño de huevo y para ello, tomar un tazón mediano, romper los huevos en él, batir la crema hasta que se mezclen, y luego la mitad de esta mezcla sobre la cebolla hasta que cada pétalo y la parte inferior de la cebolla se hayan cubierto.
4. Tomar un tazón mediano aparte, colocar la corteza de cerdo en él, añadir todos los condimentos, revolver hasta que se mezclen, y luego cubrir la cebolla por dentro con esta mezcla.

5. Repetir la operación vertiendo el resto del huevo sobre la cebolla y volver a rebozarla en la mezcla de corteza de cerdo.
6. Pasar la cebolla a un plato y luego congelarla durante 1 hora.
7. Cuando esté listo para cocinar, tomar una olla grande, colocarla a fuego medio-alto, llenarla dos tercios con aceite y llevarla a una temperatura de 300°F.
8. A continuación, introducir la cebolla congelada en el aceite, con los pétalos hacia abajo, y cocinarla, cambiar el fuego a medio-bajo, dar la vuelta a la cebolla y freírla durante 3 minutos.
9. Pasar la cebolla a un plato forrado con papel de cocina y dejarla reposar durante 5 minutos.
10. Servir la cebolla con salsa para untar.

Nutrición:

- **Calorías:** 514

- **Grasa:** 30.3g

- **Proteínas:** 47.2g

- **Carbohidratos:** 10g

33.   Chips de Pepperoni

Tiempo de preparación: 5 minutos.

Tiempo de cocción: 8 minutos.

Porciones: 2

Ingredientes:

- 30 rodajas de pepperoni

Instrucciones:

1. Encender el horno, ponerlo a 400°F, luego poner la rejilla de hornear en el centro y dejar que se precaliente. Mientras tanto, tomar una sartén o dos líneas con papel pergamino, y luego extender las rodajas de pepperoni con un poco de espacio entre cada rodaja.
2. Hornear las rodajas de pepperoni durante 4 minutos, luego secarlas con toallas de papel y luego seguir horneando durante 4 minutos hasta que estén bien doradas.
3. Cuando estén hechas, escurrir las rodajas de pepperoni sobre papel de cocina y servir.

Nutrición:

- **Calorías:** 150
- **Grasa:** 14g
- **Proteína:** 5g
- **Carbohidratos:** 1g

34.   Macarrones con Queso

Tiempo de preparación: 20 minutos.

Tiempo de cocción: 20 minutos.

Porciones: 12

Ingredientes:

- 4 ó 5 cucharadas de harina
- ¼ de cucharadita de pimienta blanca molida y de salsa picante
- 2 o 3 tazas de mitad y mitad
- ½ cucharadita de condimento o esencia criolla
- 4 cucharadas de mantequilla, más 2 cucharadas, más 1 cucharada
- 250 gramos de queso parmesano Parmigiano-Reggiano, rallado
- ¼ de taza de pan rallado, fresco
- 500 gramos de macarrones de codo
- ½ cucharadita de ajo picado
- 120 gramos de cada uno de los quesos cheddar, gruyere y fontina, rallados
- ¾ cucharaditas de sal

Instrucciones:

1. En una cacerola mediana y pesada, calentar a fuego lento 3 ó 4 cucharadas de mantequilla hasta que se derrita. Añadir la harina; girar para combinar y cocinar durante 3 o 4 minutos, revolviendo constantemente. Aumentar el fuego a medio y añadir lentamente la mitad y la mitad. Cocinar de 4 a 5 minutos, hasta que espese, revolviendo frecuentemente. Retirar del fuego y sazonar con 120 gramos de parmesano rallado, salsa picante, pimienta y sal. Revolver bien los ingredientes hasta que el queso esté completamente derretido y la salsa esté suave. Tapar y reservar.
2. Precalentar el horno a 340°F con antelación.
3. Llenar una olla con agua; llevarla a ebullición. Añadir los macarrones y sal al gusto, revolver bien. Volver a llevar a ebullición. Una vez hecho, bajar el fuego a un hervor bajo y continuar la cocción hasta que los macarrones estén al dente,

durante 5 minutos. Escurrir los macarrones en un colador y ponerlos en la olla. Añadir 2 cucharadas de mantequilla y el ajo; revolver hasta que todo se mezcle. Añadir la salsa bechamel; revolver hasta que se combine bien. Reservar hasta que se vaya a utilizar.

4. Engrasar una cacerola o fuente de horno de 3 cuartos con la mantequilla sobrante y reservar. Combinar el queso parmesano sobrante junto con los quesos cheddar, fontina y gruyere en un tazón grande; mezclar hasta que se combinen bien.

5. Colocar 1/3 de los macarrones en la fuente de horno preparada. Añadir 1/3 de los quesos mezclados por encima. Cubrir con otro tercio de los macarrones y otro tercio de la mezcla de quesos. Repetir con la mezcla de macarrones y queso sobrante. Combinar el pan rallado junto con el parmesano rallado sobrante y la esencia en un tazón pequeño; mezclar hasta que se combinen bien. Espolvorear esto sobre los macarrones y el queso.

6. Hornear hasta que los macarrones y el queso estén burbujeantes y calientes, y la parte superior esté dorada, de 40 a 45 minutos. Sacar del horno y dejar reposar 5 minutos antes de servir.

Nutrición:

- **Calorías:** 143
- **Grasa:** 11g
- **Proteína:** 8g
- **Carbohidratos:** 4g

35.   Lasaña Frita de Red Lobster

Tiempo de preparación: 10 minutos.

Tiempo de cocción: 10 minutos.

Porciones: 4–6

Ingredientes:

- 2/3 + ¼ tazas de leche
- 1 taza de queso parmesano rallado, más un poco para servir
- 3/4 de taza de queso feta
- 1/4 cucharada de pimienta blanca
- 1 cucharada de mantequilla
- 7 fideos de lasaña
- 1 huevo
- 250 gramos de pan rallado
- Aceite para freír
- 2 cucharadas de salsa marinara
- Salsa Alfredo para servir

Instrucciones:

1. Poner en una olla la mantequilla, la pimienta blanca, 2/3 de taza de leche, el parmesano y el queso feta. Revolver y dejar hervir.
2. Preparar los fideos de lasaña según las instrucciones del paquete.
3. Extender una fina capa de la mezcla de queso y leche sobre cada fideo. Doblar en trozos de 2 pulgadas y colocar algo pesado encima para mantenerlos doblados. Colocar en el congelador durante al menos 1 hora, luego cortar cada fideo por la mitad a lo largo.
4. En un tazón pequeño, mezclar el ¼ de taza de leche y el huevo. En otro tazón, colocar el pan rallado.
5. Pasar cada pieza por el huevo y luego por el pan rallado. Freír los fideos a 350°F durante 4 minutos.
6. Servir extendiendo un poco de salsa Alfredo en el fondo del plato, colocando la lasaña encima y luego rociando con salsa marinara. Adornar con una pizca de queso parmesano rallado.

Nutrición:

- **Calorías** 218
- **Grasa total** 15g
- **Carbohidratos** 12g
- **Proteína** 13g
- **Sodio** 418mg

36.   Salsa de Espinacas y Alcachofas de Red Lobster

Tiempo de preparación: 15 minutos.

Tiempo de cocción: 10 minutos.

Porciones: 4

Ingredientes:

- 3 cucharadas de mantequilla
- 3 cucharadas de harina
- 1(1/2) taza de leche
- ½ cucharadita de sal
- ¼ cucharadita de pimienta negra
- 150 gramos de espinacas, congeladas y picadas
- ¼ de taza de alcachofas, cortadas en cubos (a mí me gusta usarlas marinadas)
- ½ cucharadita de ajo picado
- ½ taza de parmesano rallado
- ½ taza de mozzarella rallada
- 1 cucharada de queso Asiago rallado
- 1 cucharada de queso romano rallado
- 2 cucharadas de queso crema
- ¼ de taza de queso mozzarella (para cubrir)

Instrucciones:

1. Derretir la mantequilla a fuego medio en una cacerola. Añadir la harina y cocinarla durante unos 1-2 minutos. Añadir la leche y revolver hasta que espese.
2. Sazonar con sal y pimienta al gusto. Añadir a la sartén las espinacas, las alcachofas cortadas en cubos, el ajo, los quesos y el queso crema. Revolver hasta que se caliente.
3. Verter en una fuente de horno pequeña. Espolvorear el queso mozzarella por encima y colocar bajo el asador. Asar hasta que la parte superior empiece a dorarse.

Nutrición:

- **Calorías** 238
- **Grasa total** 15g
- **Carbohidratos** 12g
- **Proteína** 13g
- **Sodio** 418mg

37.   Sobrecarga de Dulce de Red Lobster

Tiempo de preparación: 10 minutos.

Tiempo de cocción: 15 minutos.

Porciones: 4

Ingredientes

Para los brownies de pecana:

- Paquete de tamaño familiar de 13 x 9 de mezcla para brownies
- Aceite de oliva según las instrucciones del paquete
- Huevo (necesario según el número mencionado en el paquete)
- ½ taza de nueces pecanas picadas

Para la salsa de chocolate:

- ½ taza de mantequilla
- 4 cuadrados de chocolate sin azúcar
- 1 lata de leche evaporada
- 3 tazas de azúcar
- ½ cucharadita de sal

Para la nata montada:

- 1 lata de nata montada en lata

Instrucciones:

Para los brownies de pecana:

1. Seguir las instrucciones mencionadas en la mezcla para brownies y luego añadir aproximadamente ½ taza de las pecanas picadas. Verter la mezcla preparada en un molde grande. Hornear según las instrucciones mencionadas en el paquete.

Para la salsa de chocolate:

2. A fuego lento, en una cacerola grande y pesada, derretir la mantequilla y el chocolate, revolviendo constantemente. Añadir lentamente el azúcar, alternando con la leche evaporada, empezando y terminando con el azúcar; seguir revolviendo hasta obtener una mezcla homogénea, durante 5 minutos, a fuego medio. Incorporar la sal.

Para la nata montada:

3. Calentar en el microondas la salsa de chocolate y el brownie en platos separados; asegurarse de que está caliente. Después de calentar el brownie en el microondas, colocar una bola de helado encima. Rociar la salsa de chocolate caliente sobre el helado y luego cubrir con la nata montada.

Nutrición:

- **Calorías:** 169
- **Grasa:** 10g
- **Carbohidratos:** 19g
- **Proteína:** 33g

38.   Ola de Chocolate

Tiempo de preparación: 25 minutos.

Tiempo de cocción: 5 horas y 15 minutos.

Porciones: 6

Ingredientes:

- 4 huevos ecológicos grandes
- 1 taza de azúcar
- 2(½) cucharaditas de maicena
- ¾ de taza de mantequilla
- 4 yemas de huevo
- 1 taza de trozos de chocolate semidulce
- 1(½) cucharadita de Grand Marnier

Para la trufa de chocolate blanco:

- 3 cucharadas de crema de leche
- 200 gras de chocolate blanco
- 2 cucharadas de Grand Marnier
- 3 cucharadas de mantequilla ablandada

Instrucciones:

1. A fuego medio-bajo, en una olla doble, derretir la mantequilla. Añadir los trozos de chocolate; seguir calentando hasta que la mezcla esté completamente derretida.
2. Mezclar la maicena y el azúcar en un tazón grande. Añadir la mezcla de chocolate a la mezcla de azúcar; batir bien.
3. Mezclar las cuatro yemas con los cuatro huevos y el Grand Marnier en un tazón aparte. Añadir esto a la mezcla de chocolate; seguir batiendo hasta que se mezcle bien. Cubrir y dejar enfriar toda la noche.
4. **Para la trufa**: A fuego lento, en una caldera doble, derretir el chocolate blanco con la crema de leche. Añadir el Grand Marnier y la mantequilla; revolver bien los ingredientes hasta que estén completamente suaves. Enfriar durante toda la noche.

5. Cubrir ligeramente los moldes de 150 gramos con mantequilla y luego espolvorear con harina, rellenando aproximadamente 1/3 de la mezcla de chocolate enfriada. Añadir una cucharada redonda de la mezcla de trufa. Rellenar hasta arriba con la mezcla de chocolate.
6. Hornear durante 15 minutos a 450°F. Dejar reposar los pasteles de 15 a 20 minutos antes de invertirlos. Pasar un cuchillo por los bordes para aflojar. Servir con frambuesas, salsa de chocolate y/o helado.

Nutrición:

- **Calorías:** 302
- **Grasa:** 22g
- **Carbohidratos:** 28g
- **Proteína:** 35g

39. Cobbler de Manzana y Nuez de Houston

Tiempo de preparación: 15 minutos.

Tiempo de cocción: 30 minutos.

Porciones: 6

Ingredientes:

- 3 manzanas Granny Smith grandes, peladas y cortadas en cubos
- 1(½) taza de nueces, picadas gruesas
- 1 taza de harina de uso general
- 1 taza de azúcar moreno
- 1 cucharadita de canela
- Una pizca de nuez moscada
- 1 huevo grande
- ½ taza (1 barrita) de mantequilla derretida
- Helado de vainilla
- Salsa de caramelo para rociar

Instrucciones:

1. Precalentar el horno a 350°F. Engrasar ligeramente una fuente de horno cuadrada de 8 pulgadas. Esparcir la manzana en cubos sobre el fondo de la fuente de hornear.
2. Espolvorear con las nueces. En un tazón, mezclar la harina, el azúcar, la canela, la nuez moscada y el huevo para obtener una mezcla de textura gruesa.
3. Espolvorear sobre la capa de manzanas y nueces. Verter la mantequilla derretida sobre toda la mezcla. Hornear hasta que esté fragante y la parte superior de las migas esté dorada (unos 30 minutos). Servir caliente coronado con bolas de helado de vainilla.
4. Rociar con salsa de caramelo.

Nutrición:

- **Calorías:** 611; **Grasa:** 36g
- **Carbohidratos:** 69g; **Proteína:** 8g

40.   Cinnapie de Papa John's

Tiempo de preparación: 5 minutos.
Tiempo de cocción: 12 minutos.
Porciones: 12
Ingredientes:

- 1 masa de pizza entera
- 1 cucharada de mantequilla derretida
- 2 cucharadas de canela, o al gusto

Cobertura:

- ¾ tazas de harina
- ½ taza de azúcar blanco
- 1/3 de taza de azúcar moreno
- 2 cucharadas de aceite
- 2 cucharadas de manteca

Glaseado:

- 1(½) taza de azúcar en polvo
- 3 cucharadas de leche
- ¾ cucharaditas de vainilla

Instrucciones:

1. Precalentar el horno a 460°F. Engrasar o rociar un molde para pizza o una bandeja para hornear.
2. Pincelar la masa uniformemente con mantequilla derretida. Espolvorear con canela. Colocar los ingredientes de la cobertura en un tazón y mezclar con un tenedor.
3. Espolvorear la cobertura sobre la masa. Hornear hasta que esté fragante y ligeramente dorado en los bordes (unos 10-12 minutos). Mezclar los ingredientes del glaseado en un tazón. Si está demasiado espeso, añadir gradualmente un poco más de leche. Rociar el glaseado sobre la pizza caliente.

Nutrición:

- **Calorías:** 560 ; **Carbohidratos:** 90g; **Grasa:** 19g, **Proteína:** 8g

41.Ziti con Queso al Horno de Olive Garden

Tiempo de preparación: 10 minutos.

Tiempo de cocción: 35 minutos.

Porciones: 8

Ingredientes:

- 500 gramos de ziti
- 4 cucharadas de mantequilla
- 2 dientes de ajo
- 4 cucharadas de harina para todo uso
- 2 tazas de mitad y mitad
- Una pizca de pimienta negra
- Sal Kosher (al gusto)
- 3 tazas de marinara
- 1 taza de parmesano rallado, dividido
- 2 tazas de mozzarella rallada

Otros quesos rallados:

- ½ taza de fontina
- ½ taza de romano
- ½ taza de ricotta
- ½ taza de pan rallado panko

La decoración:

- Perejil fresco

Instrucciones:

1. Calentar el horno para que alcance los 375°F.
2. Rociar la cacerola con aceite en aerosol. Preparar una olla grande de agua hirviendo - salada para cocinar el ziti hasta que esté al dente. Escurrir y dejar a un lado.
3. Picar el ajo. Desmenuzar/rallar el queso y picar el perejil.
4. Hacer la salsa Alfredo. Calentar la sartén a temperatura media para derretir la mantequilla. Añadir el ajo y sofreírlo durante

medio minuto. Batir la harina y cocinar a fuego lento hasta que la salsa burbujee (1-2 minutos).

5. Añadir la mitad y mitad y cocinar a fuego lento. Incorporar ½ taza de parmesano, pimienta y sal. Cocer hasta que la salsa espese (2-3 minutos). Incorporar la marinara, una taza de mozzarella, romano, fontina y ricotta. Incorporar la pasta. Verterlo en la cacerola.

6. Mezclar ½ taza de parmesano y el pan rallado. Espolvorearlo por encima de la fuente. Poner el temporizador y hornear hasta que se dore al gusto y burbujee (30 minutos). Adornar con perejil y servir.

Nutrición:

- **Calorías:** 272
- **Grasa:** 20g
- **Carbohidratos:** 25g
- **Proteína:** 23g

42. Pizza Sobrecargada de Carne de Olive Garden

Tiempo de preparación: 25 minutos.

Tiempo de cocción: 25 minutos.

Porciones: 8

Ingredientes:

- 1 corteza de pizza fina, o la corteza de su elección
- 1/2-3/4 tazas de salsa marinara
- 2 cucharadas de aceite de oliva
- 1 Kg de carne variada como carne picada, pepperoni, salchicha italiana, salchicha de desayuno, jamón (picado) y tocino
- Sal y pimienta al gusto
- 2 tazas de queso mozzarella

Instrucciones:

1. Calentar el horno a 425°F.
2. Cocinar el tocino hasta que esté crujiente. Enfriar ligeramente y luego desmenuzar.
3. Cocinar las salchichas en un poco de aceite a fuego medio para que se doren. Escurrir sobre papel de cocina.
4. Salpimentar la carne picada y saltearla hasta que se dore. Escurrir.
5. Extender la salsa sobre la masa.
6. Espolvorear con alrededor de 1/2 taza de mozzarella seguida de la mitad de los ingredientes de la carne.
7. Continuar con las capas de queso y carne.
8. Hornear hasta que esté dorado y burbujeante (unos 25 minutos).
9. Dejar reposar de 3 a 5 minutos antes de cortar.

Nutrición:

- **Calorías:** 542
- **Carbohidratos:** 24g
- **Grasa:** 4g
- **Proteína:** 32g ; **Sodio:** 1685mg

43. Clásica de Pepperoni de Olive Garden

Tiempo de preparación: 15 minutos.

Tiempo de cocción: 12–15 minutos.

Porciones: 8

Ingredientes:

- 1 masa de pizza de corteza fina, o cualquier masa de elección
- ½ -3/4 de salsa básica para pizza o marinara
- 2 tazas de mozzarella, recién rallada

Instrucciones:

1. Precalentar el horno a 500°F.

2. Untar la salsa sobre la corteza.

3. Espolvorear con queso.

4. Cubrir con mozzarella.

5. Hornear hasta que esté dorado y burbujeante (unos 12-15 minutos).

Nutrición:

- **Calorías:** 276
- **Carbohidratos:** 25g
- **Grasa:** 14g
- **Proteína:** 12g ; **Sodio:** 656mg

44. Carne con Pimiento y Champiñones de Olive Garden

Tiempo de preparación: 15 minutos.

Tiempo de cocción: 30 minutos.

Porciones: 8

Ingredientes:

- 1 masa de pizza a elegir
- ½ -3/4 taza de salsa marinara
- 2 tazas de mozzarella recién rallada
- 1 Kg de carne de vacuno o cerdo sazonada
- 16-24 trozos de pepperoni
- 1 taza de champiñones, cortados en rodajas finas
- 1 pimiento verde mediano, cortado en rodajas finas
- 1 cebolla roja, cortada en rodajas

Cobertura de carne sazonada:

- 1 kg de carne magra de vacuno o de cerdo molida (o una combinación)
- 1 cucharadita de pimienta negra molida
- 1 cucharadita de perejil seco
- 1 cucharadita de orégano
- 1 cucharadita de albahaca seca
- 1/2 cucharadita de ajo en polvo
- 1/2 cucharadita de cebolla en polvo
- 1/8 cucharadita de copos de chile
- 1/2 cucharadita de pimentón
- 2 cucharaditas de sal

Instrucciones:

1. Precalentar el horno a 425ªF.
2. Preparar la cobertura de carne. Mezclar bien todos los ingredientes y saltear a fuego medio hasta que esté bien dorado (unos 10 minutos). Retirar del fuego y dejar enfriar.
3. Extender la salsa sobre la corteza y espolvorear con queso.

4. Cubrir con la carne sazonada, el pepperoni, los champiñones, el pimiento y la cebolla.
5. Hornear hasta que se dore (unos 20 minutos).

Nutrición:

- **Calorías:** 496
- **Carbohidratos:** 27g
- **Grasa:** 30g
- **Proteína:** 27g
- **Sodio:** 1096mg

45.   Frijoles Refritos de Chipotle

Tiempo de preparación: 5 minutos

Tiempo de cocción: 5 minutos

Porciones: 6

Ingredientes:

- 500 gramos de frijoles pintos secos
- 6 tazas de agua caliente
- ½ taza de grasa de tocino
- 2 cucharaditas de sal
- 1 cucharadita de comino
- ½ cucharadita de pimienta negra
- ½ cucharadita de pimienta de cayena

Instrucciones:

1. Enjuagar y escurrir los frijoles pintos. Revisarlos por encima y retirar cualquier piedra. Colocar los frijoles en una olla holandesa y añadir el agua. Llevar la olla a ebullición, reducir el fuego y cocer a fuego lento durante 2 horas, revolviendo con frecuencia.
2. Cuando los frijoles estén tiernos, reservar ½ taza del agua hirviendo y escurrir el resto. Calentar la grasa del tocino en una sartén grande y profunda. Añadir los frijoles 1 taza a la vez, machacando y revolviendo a medida que se avanza. Añadir las especias y parte del líquido de cocción si los frijoles están demasiado secos.

Nutrición:

- **Calorías:** 100
- **Carbohidratos:** 18g
- **Grasa:** 1g
- **Proteína:** 6g

46. Imitación Sencilla del Queso de Monterey's Little Mexico

Tiempo de preparación: 15 minutos

Tiempo de cocción: 10 minutos

Porciones: 6

Ingredientes:

- 1/2 taza de cebolla amarilla picada
- 1/2 taza de apio finamente picado
- 2 pimientos verdes grandes como el Anaheim o el Hatch, picados finamente
- 2 cucharadas de mantequilla
- 500 gramos de queso americano
- 1/3 de taza de leche

Instrucciones:

1. El verdadero misterio del queso aromatizado es freír las verduras hasta que estén casi totalmente cocidas cuando se empieza a añadir un poco de crujido al queso americano.
2. Colocar la cebolla picada, el apio en rodajas finas y el pimiento en cubos en una cacerola a fuego medio, subir las cucharadas de aceite y cocinar hasta que la cebolla esté transparente. Poner en un tazón mediano, el queso americano, las cebollas salteadas y la leche. Calentar hasta que el calor bajo o medio derrita el queso.

Nutrición:

- **Calorías:** 226
- **Carbohidratos:** 4g
- **Proteína:** 9g
- **Grasa:** 18g

47.   Queso Keto Frito con Champiñones

Tiempo de preparación: 10 minutos

Tiempo de cocción: 20 minutos

Porciones: 4

Ingredientes:

- 300 g de champiñones
- 300 g de queso halloumi
- 75 g de mantequilla 10 aceitunas verdes
- Sal y pimienta negra molida
- 125 ml de mayonesa (opcional)

Instrucciones:

Enjuagar y recortar los champiñones y picarlos o cortarlos en rodajas. Calentar la cantidad justa de mantequilla en una sartén en la que coincidan el queso halloumi y los champiñones.

Freír los champiñones a fuego medio durante 3-5 minutos hasta que se doren. Si es necesario, añadir más mantequilla y freír el queso halloumi durante unos minutos por cada lado. Revolver los champiñones de vez en cuando.

Bajar el calor hacia el final. Servir con aceitunas.

Nutrición:

- **Calorías:** 169
- **Grasa total:** 17g
- **Proteína:** 10g

48.   Receta de Palitos de Queso Mozzarella

Tiempo de preparación: 5 minutos

Tiempo de cocción: 5 minutos

Porciones: 10

Ingredientes:

- ¼ de taza de harina
- 1 taza de pan rallado
- 2 huevos
- 1 cucharada de leche
- 500 g de queso mozzarella
- 1 taza de aceite vegetal
- 1 taza de salsa marinara

Instrucciones:

Reunir todos los elementos de los palitos de queso mozzarella y mezclar los huevos y la leche en un tazón mediano. Cortar la mozzarella en bastones de 2 x 2 cm de grosor.

Cubrir cada bastón de mozzarella con harina. A continuación, sumergirlos dentro del huevo y luego dentro del pan rallado.

Volver a sumergir los bastones de mozzarella en el huevo y pasarlos por el pan rallado.

Llevar al congelador antes de freír. Calentar el aceite en la sartén y preparar los palitos de mozzarella durante aproximadamente un minuto por cada lado o hasta que estén bien dorados.

Escurrir los palitos de queso en servilletas de papel y servir con salsa marinara o salsa para pizza.

Nutrición:

- **Calorías:** 168
- **Grasa total:** 19g
- **Proteína:** 12g

49. Imitación de Macarrones con Queso Gouda Ahumado y Calabaza

Tiempo de preparación: 5 minutos

Tiempo de cocción: 15 minutos

Porciones: 6

Ingredientes:

- 1 1/2 cucharadas de aceite de oliva
- 120 gramos de pan fresco cortado en trozos pequeños
- 2 cucharaditas de hojas de tomillo fresco
- 1/4 de taza de parmesano rallado
- 450 gramos de pasta en espiral (o penne)
- 4 cucharadas de mantequilla salada
- 4 cucharadas de harina
- 3 tazas de leche a temperatura ambiente
- 1 taza de puré de calabaza en lata
- 2 tazas de queso gouda ahumado y picado
- 2 tazas de queso cheddar picado
- 21/2 de sal Kosher

Instrucciones:

Precalentar el horno a 190°C. Engrasar una sartén grande con spray antiadherente para cocinar.

En un tazón grande, combinar el pan de maíz, el aceite de oliva, el tomillo y ½ cucharadita de sal kosher. Poner en la sartén engrasada y hornear hasta que se dore (de 12 a 15 minutos). Retirar del horno, incorporar el parmesano rallado y reservar.

En una olla grande con agua salada hirviendo, cocer la pasta al dente según las instrucciones del paquete. Escurrir el agua y reservar la pasta.

Derretir la mantequilla en una sartén a fuego medio. Incorporar la harina y cocinar la cena, revolviendo continuamente, hasta que el agregado comience a espesar (alrededor de uno a minutos).

Incluir poco a poco la leche, mezclando continuamente hasta que sea una salsa ligeramente espesa (de cinco a seis minutos). Añadir el puré de calabaza y dos cucharaditas de sal kosher. Batir hasta que se incluya adecuadamente en la salsa. Bajar el fuego y colocar los quesos gouda y cheddar, mezclando bien hasta que se derritan.

Incorporar la pasta cocida a la salsa. Pasar todo a una bandeja de horno preparada. Espolvorear con pan rallado tostado. Meter en el horno y dejar hasta que se dore y se emborrone (unos 20 minutos). Servir inmediatamente.). Servir inmediatamente.

Nutrición:

- **Calorías:** 159
- **Grasa total:** 15g
- **Proteína:**12g

50. Albóndigas Búfalo al Horno

Tiempo de preparación: 5 minutos

Tiempo de cocción: 20 minutos

Porciones: 4

Ingredientes:

- 350 gramos de carne de pollo picada
- 1 diente de ajo picado
- 1/4 de taza de pan molido
- 2 cucharadas de parmesano rallado
- 2 cucharaditas de hojas de apio frescas
- 1 huevo
- 1/4 de taza de harina
- Sal y pimienta al gusto
- 1/2 taza de salsa botánica (Valentina o botánica de búfala)
- 2 cucharadas de mantequilla derretida
- 1 cucharada de vinagre de sidra de manzana
- Ajo en polvo y sal de apio al gusto para el aderezo de queso azul
- 1/3 de taza de mayonesa
- 1/3 de taza de crema agria
- 1 cucharada de jugo de limón
- 1/4 de taza de queso azul sal y pimienta al gusto

Instrucciones:

Precalentar el horno a 190°C. Mezclar el pollo con el ajo, el pan molido, el parmesano, el apio, el huevo y la harina. Formar bolas con los brazos y ponerlas en una bandeja con papel de aluminio; hornear durante 18 minutos.

Mezclar la salsa botánica con la mantequilla derretida y sazonar con ajo en polvo y sal de apio, bañar con esta salsa cada albóndiga tan pronto como salgan del horno.

Para hacer el aderezo, mezclar la crema, la mayonesa, el limón y la mitad del queso azul; subir la relajación del queso desmenuzado y sazonar al gusto. Servir las albóndigas con palillos observadas a través del aderezo de queso azul.

Nutrición:

- **Calorías:** 170
- **Grasa total:** 16g
- **Proteína:** 13g

Capítulo 7: Chili's

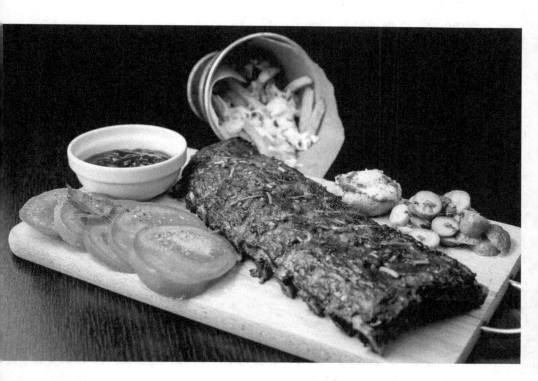

51.Frijoles Negros Chili's

Tiempo de preparación: 5 minutos

Tiempo de cocción: 25 minutos

Porciones: 6

Ingredientes:

- 2 latas de frijoles negros
- ½ cucharadita de azúcar
- 1 cucharadita de comino molido
- 1 cucharadita de chile en polvo
- ½ cucharadita de ajo en polvo
- 2 cucharadas de cebolla roja, picada finamente
- ½ cucharadita de cilantro fresco, picado (opcional)
- ½ taza de agua
- Sal y pimienta negra al gusto
- Pico de Gallo y o crema agria para adornar (opcional)

Instrucciones:

Combinar los frijoles, el azúcar, el comino, el chile en polvo, el ajo, la cebolla, el cilantro (si se utiliza) y el agua en una cacerola y mezclar bien.

A fuego medio-bajo, dejar que la mezcla de frijoles se cocine a fuego lento durante unos 20-25 minutos. Sazonar con sal y pimienta al gusto.

Retirar los frijoles del fuego y pasarlos a tazones para servir.

Adornar con Pico de Gallo y/o una porción de crema agria, si se desea.

Nutrición:

- **Calorías:** 365
- **Grasa:** 12g
- **Fibra:** 26
- **Carbohidratos:** 21g
- **Proteína:** 32g

52. Costillas Baby Back de Chili's

Tiempo de preparación: 15 minutos

Tiempo de cocción: 3 horas

Porciones: 4

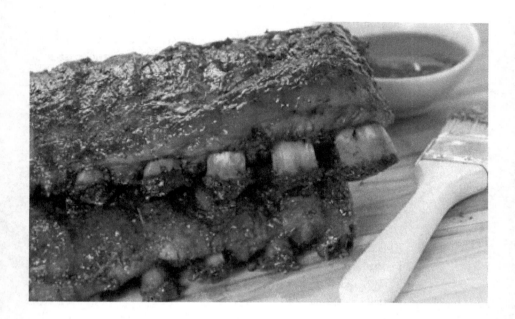

Ingredientes:

Cerdo

- 4 racks de costillas de cerdo

Salsa

- 11/2 tazas de agua
- 1 taza de vinagre blanco
- 1/2 taza de pasta de tomate
- 1 cucharada de mostaza amarilla
- 2/3 de taza de azúcar moreno envasado
- 1 cucharadita de humo líquido con sabor a nogal americano

- 1 1/2 cucharaditas de sal
- 1/2 cucharadita de cebolla en polvo
- 1/4 cucharadita de ajo en polvo
- 1/4 cucharadita de pimentón

Instrucciones:

1. Mezclar todos los ingredientes de la salsa y llevar a ebullición.
2. Cuando la salsa empiece a hervir, reducirla a fuego lento. Continuar cocinando a fuego lento la mezcla durante 45 a 60 minutos, mezclando de vez en cuando. Cuando la salsa esté casi hecha, precalentar el horno a 300 grados F.
3. Elegir una superficie plana y colocar papel de aluminio sobre ella, lo suficiente como para cubrir un rack de costillas. Colocar las costillas encima.
4. Retirar la salsa del fuego y empezar a untarla por todas las costillas.
5. Cuando el rack esté completamente cubierto, envolverlo con el papel de aluminio y colocarlo en la bandeja del horno con la apertura del papel hacia arriba.
6. Repetir los pasos 3 a 5 para el resto de los racks.
7. Hornear las costillas durante 2 1/2 horas.
8. Cuando casi hayan terminado de hornearse, precalentar la parrilla a fuego medio.
9. Asar ambos lados de cada costilla de 4 a 8 minutos. Cuando casi hayan terminado de asarse, untar un poco más de salsa por cada lado y asar unos minutos más. Asegurarse de que la salsa no se queme.
10. Pasar los racks a un plato grande y servir con salsa extra.

Nutrición:

Calorías: 251

Carbohidratos: 2g

Grasa: 9.2g

Proteína: 9.3g

53.   Imitación de Rollos de Huevo del Suroeste de Chili's

Tiempo de preparación: 5 minutos

Tiempo de cocción: 15 minutos

Porciones: 4

Ingredientes:

- 250 gramos de pechuga de pollo
- 1 cucharadita de aceite de oliva aceite vegetal está bien
- 1 cucharada de aceite de oliva aceite vegetal está bien
- 1/4 de taza de pimiento rojo picado
- 1/4 de taza de cebollas tiernas picadas
- 1/2 taza de maíz congelado
- 1/2 taza de frijoles negros enlatados
- 1/4 de taza de espinacas congeladas
- 2 cucharaditas de chile jalapeño encurtido
- 1 cucharadita de especias para tacos
- 3/4 tazas de queso Monterey Jack rallado
- Tortillas de harina de 8/7 pulgadas
- 1/4 de taza de aguacates frescos triturados (aproximadamente medio aguacate)
- 1 paquete de mezcla de aderezo Ranch
- 1/2 taza de leche
- 1/2 taza de mayonesa
- 2 cucharadas de tomates picados
- 1 cucharada de cebollas picadas

Instrucciones:

Sazonar el pollo con sal y pimienta negra. Untar la pechuga con aceite de oliva. Asar en una parrilla a fuego medio. Cocinar por cada lado de 5 a 7 minutos. Cortar el pollo en trozos pequeños. Reservar el pollo.

Saltear hasta que el pimiento rojo esté tierno. Mezclar la cebolla verde, el arroz, los frijoles negros, las espinacas y los jalapeños encurtidos. Adjuntar el condimento del taco.

Colocar las tortillas en las mismas cantidades de la presentación, idénticas cantidades de pollo, y pinchar con queso. Doblar y enrollar los extremos de la tortilla. Asegurarse de que las tortillas queden bien apretadas al enrollarlas. Proteger el pasador con palillos de dientes.

En una olla grande, poner suficiente aceite vegetal para cubrir la parte trasera de la sartén por 4 pulgadas. Calentar a 350°C. Freír los rollos de huevos hasta que se doren. Debería llevar de 7 a 8 minutos. Al sacar los huevos dorados del aceite, dejarlos crecer en una rejilla de alambre.

Preparar un recipiente con la mezcla de mayonesa, media taza de aderezo ranchero y suero de leche, media taza. Agregar 1/4 de taza de puré de aguacate. En una licuadora, batir la combinación hasta que la salsa esté mezclada.

Nutrición:

- **Calorías:** 502
- **Carbohidratos:** 42g
- **Proteína:** 19g
- **Grasa:** 28g

54.   Sopa de Enchilada de Pollo de Chili's

Tiempo de preparación: 20 minutos

Tiempo de cocción: 40 minutos

Porciones: 8

Ingredientes:

- 3 pechugas de pollo cocidas
- 1 1/2 cucharadita de ajo picado
- 2 latas de caldo de pollo
- 1 taza de mezcla de tortilla de maíz
- 3 tazas de agua
- 1 taza de salsa de enchilada suave
- 450 gramos de queso Velveeta
- 1 cucharadita de sal
- 1/2 cucharadita de comino
- 1 cucharadita de cebolla en polvo
- 1/2 cucharadita de chile en polvo

Instrucciones:

En una olla grande, añadir el ajo y saltearlo durante 1-2 minutos.

Agregar el caldo al pollo.

Batir la masa de harina con 2 tazas de agua en un tazón mediano hasta que esté bien mezclada. Agregar la masa a la olla.

Agregar el agua restante, la salsa para enchiladas, el queso Velveeta, la sal, el comino, la cebolla en polvo y el chile en polvo. Llevar a fuego lento.

Colocar el pollo en cubos, subir el aceite y cocinar a fuego lento por media hora.

Adornar con los tomates rojos y la tortilla.

Nutrición:

- **Calorías:** 356 ; **Grasa:** 53.9 g
- **Carbohidratos:** 25. 6 g; **Proteína:** 12.8 g ; **Sodio:** 454 mg

55.   Pasta de Pollo Cajún de Chili's

Tiempo de preparación: 10 minutos

Tiempo de cocción: 20 minutos

Porciones: 4

Ingredientes:

- 2 pechugas de pollo, deshuesadas y sin piel
- 1 cucharada de aceite de oliva
- 1 cucharada de condimento cajún
- 3 cuartos de agua
- ½ cucharada de sal
- 250 gramos de pasta penne
- 2 cucharadas de mantequilla sin sal
- 3 dientes de ajo picados
- 1 taza de crema de leche
- ½ cucharadita de ralladura de limón
- ¼ de taza de queso parmesano rallado
- Sal y pimienta negra, al gusto
- 1 cucharada de aceite
- 2 tomates Roma, cortados en cubos
- 2 cucharadas de perejil picado

Instrucciones:

Colocar el pollo en una bolsa Ziploc. Añadir 1 cucharada de aceite y el condimento Cajún. Con las manos, mezclar el pollo con la mezcla hasta que quede bien cubierto. Sellar bien y reservar para marinar.

Cocer la pasta en una olla llena de sal y agua hirviendo. Seguir las instrucciones del paquete. Escurrir y reservar.

En una sartén, calentar la mantequilla a fuego medio. Saltear el ajo durante 1 minuto o hasta que esté aromático. Añadir lentamente la nata, seguida de la ralladura de limón. Cocinar durante 1 minuto, revolviendo continuamente hasta que se mezcle completamente. Añadir el queso parmesano. Mezclar hasta que la salsa esté un poco espesa y añadir sal y pimienta. Añadir la pasta y mezclar hasta que esté bien cubierta. Pasar a un tazón y mantener caliente.

En otra sartén, calentar el aceite restante. Cocinar el pollo a fuego medio-alto durante unos 5 minutos por cada lado o hasta que esté completamente cocido. Pasar a una tabla de cortar y cortar en tiras finas.

Cubrir la pasta con el pollo y esparcir los tomates y el perejil por encima.

Servir.

Nutrición:

- **Calorías:** 655
- **Grasa total:** 38 g
- **Carbohidratos:** 47 g
- **Proteína:** 31 g
- **Sodio:** 359 mg